养好0~1岁
宝宝
百科全书

郑名 主编

田淼 朱茜阳 副主编

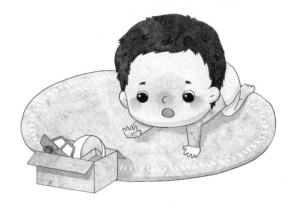

北京理工大学出版社
BEIJING INSTITUTE OF TECHNOLOGY PRESS

图书在版编目（CIP）数据

养好 0 ~ 1 岁宝宝百科全书 / 郑名主编 . -- 北京：
北京理工大学出版社 , 2025. 3.
ISBN 978-7-5763-4923-8

Ⅰ . R174

中国国家版本馆 CIP 数据核字第 20253RR229 号

责任编辑：龙　微　　　文案编辑：邓　洁
责任校对：刘亚男　　　责任印制：施胜娟

出版发行 / 北京理工大学出版社有限责任公司
社　　址 / 北京市丰台区四合庄路 6 号
邮　　编 / 100070
电　　话 /（010）68944451（大众售后服务热线）
　　　　　（010）68912824（大众售后服务热线）
网　　址 / http：//www. bitpress. com. cn

版 印 次 / 2025 年 3 月第 1 版第 1 次印刷
印　　刷 / 保定市中画美凯印刷有限公司
开　　本 / 710 mm×1000 mm　1/16
印　　张 / 23.25
字　　数 / 285 千字
定　　价 / 68.00 元

编 委 会

读懂儿童，科学育儿
——致年轻父母的一封信

亲爱的爸爸妈妈们：

你们好！

在小生命降临的一刹那间，当胎儿脱离母体来到世间，当孩子迎接第一道曙光发出响亮的哭声时，每一位父母的心都会被深深地震撼——生命的开端是如此神奇！面对自己创造的新生命，初为人父人母的喜悦是无法用语言来表达的。可是看着如此柔弱的新生命，心中又不免掠过丝丝的恐慌。身为人之父母，该怎样担负养育、教育孩子的责任？

养育一个健康、快乐的孩子，不仅是所有父母的共同愿望与责任，更是一个国家、一个民族的希望所在。孩子的教育从什么时候开始？许多家长认为，到了3岁去幼儿园给孩子"上规矩"，教育自然就开始了。但近期的研究，尤其是神经科学的研究表明，0～3岁是人一生中生长发育最快、可塑性最强、接受教育最佳的时期。婴儿从诞生的那一刻起就展现出非凡的学习能力。他们以独有的方式适应环境，用天生的本能与敏锐的感知能力积极地探索、学习、适应未知的陌生世界。这个时期，孩子不仅需要均衡的营养、良好的健康和安全保护，更需要丰富的生活环境和玩耍材料，家长则要以适宜的方式与他们交往、游戏，欣赏他们的发现和进步。"3岁以下的人并不是简单的婴儿或步履蹒跚的幼儿，他们应该拥有尊严并受到尊重。"（古德明和杰克逊，

1994 年）如果每一位爸爸妈妈，在孩子成长的早期，都能以科学的教育理念和正确的教育方法对孩子施以教育，不仅能促进孩子身心全面健康的成长，更会为其一生的发展奠定坚实基础。

也许有些家长认为，教育孩子是学校（幼儿园）和教师的事情。其实，一个人的成长要接受三个方面的教育，即家庭教育、学校教育和社会教育。

《国务院办公厅关于促进 3 岁以下婴幼儿照护服务发展的指导意见》指出："人的社会化进程始于家庭，儿童监护抚养是父母的法定责任和义务，家庭对婴幼儿照护负主体责任。"

0 ~ 3 岁的儿童是在家庭中被养育并成长的，所以无论父母愿不愿意，事实上已经天然地成为孩子的第一任教师，而且是永不退休的教师。父母的一言一行，对孩子的教养态度与方式，都对他们一生的成长产生着深刻、持久的影响。因此，家庭早期教育不仅为孩子的成长奠定最初的基础，也成为一切教育的基础。

但是，家庭教育不同于学校教育，它没有教材，没有课堂，年轻的爸爸妈妈也没有教育孩子的经验，怎么办？让孩子停下成长的脚步，等爸爸妈妈成熟吗？不，年轻的爸爸妈妈们，赶快行动起来吧！拿起这套丛书，它将帮助你们了解孩子生理和心理发展的规律，树立科学的教育理念，学会正确的教育方法，让孩子在你们的精心呵护和良好的教育下茁壮成长。读懂儿童，科学教育，学会做合格的父母，这是你们的责任，也是我们编写本书的宗旨。

这套书是供 0 ~ 3 岁婴儿家长使用的家庭教育指导用书。本套丛书共三册，即《养好 0 ~ 1 岁宝宝百科全书》《养好 1 ~ 2 岁宝宝百科全书》和《养好 2 ~ 3 岁宝宝百科全书》（以下简称《0～1岁》《1～2岁》《2～3岁》）。丛书全面、详细地向家长介绍了0～3岁婴儿的生长发育特点、心理发展特点与发展任务，以及合理的营养与保健、疾病预防、保育教育要点与指导等。这套丛书首先分述了0～1岁、1～2岁、2～3岁三个年龄阶段儿童的生长发育特点、心理发展特点与发展任务，帮助家长进行总体把握。

在此基础上，以国家卫生健康委《托育机构保育指导大纲（试行）》为依据，按照年龄（月龄）顺序，呈现每一阶段婴儿教养的知识与方法，共分为五个部分：

1. 发展特点

描述了该阶段婴儿生理发育特征与心理发展特点，帮助家长了解自己的孩子。

2. 养育指南

提供了该阶段的育儿要点、营养与喂养、卫生与保健、预防疾病等相关知识与建议。

3. 学习与教育指南

以家庭亲子游戏为基本形式，提供了促进婴儿动作发展、语言与认知能力发展、情绪和社会性发展的教育活动，以及训练婴儿生活自理能力的活动。

4. 给爸爸妈妈的建议

针对不同年龄（月龄）幼儿的特点，阐释了家庭教育的重点，并针对婴幼儿教养中常见的问题，"教爸爸妈妈一招"。

5. 宝宝成长档案

提供了该阶段婴儿生理发育与心理发展的主要指标，请家长根据观察，记录下自己孩子的成长轨迹。

本套丛书的特点是:

1.以年龄为线索，内容全面而系统

《0～1岁》以月龄为线索，将婴儿的发展过程分为12个月龄段，《1～2岁》和《2～3岁》则以半年为界，分为两个年龄段。按照年龄阶段，详细地论述了婴儿生理心理发展特点与任务、养育指南、教养指南、给爸爸妈妈的建议、婴儿成长的关键指标等。让家长追随孩子成长的脚步，逐渐了解和掌握孩子的生长发育特点和教养方法，从而施以适宜的教育。

2.具有强烈的针对性与现实性

本套丛书从现代生理学、心理学、教育学、营养学、儿童卫生保健学等方面出发，整合并全面介绍了0～3岁婴儿发展过程中所涉及的各方面内容，如生长发育特点、卫生与保健、营养与疾病，以及养育与教育的要点、方法等。对年轻父母在教养孩子的过程中可能遇到的难点与问题给予了切实可行的指导，努力回答家长在家庭教养中遇到的各种疑难问题。

3.在日常生活中实施，以游戏为基本形式

婴幼儿的学习是"在游戏和日常生活中进行的"，因此"要珍视游戏和生活的独特价值"。丛书中的每一个教育活动,都是生动有趣的亲子游戏。父母和孩子的亲子互动,不仅锻炼了孩子的身体和动作,发展了孩子的语言和认知能力,让孩子获得快乐的情绪、学会社会交往,而且增进了亲子关系。所设计的亲子游戏与活动方案生动有趣,易于操作。

4.把理论学习与方法操作相结合

要提高家庭教养质量，家长不仅要掌握教育孩子的具体方法，也要理解家庭教育的科学原理。本套丛书不仅努力揭示家庭教育的一般规律，使家长在阅读时悟出教育孩子的道理，而且将家庭教育的理论渗透于家庭教育活动中，使家长在教养孩子的过程中理解理念、掌握方法，并自觉运用于家庭日常生活中。

5. 将家庭教育指导与婴儿成长记录相结合

本套丛书在指导家长科学育儿的基础上，还设置了家长参与的内容 —— "宝宝成长档案"与"宝宝日记"，让家长在了解婴儿生长发育指标的基础上科学育儿，并记录下自己孩子的成长轨迹，让本套丛书成为记录孩子成长与家长成长的档案。

我们希望这套丛书能给年轻的爸爸妈妈开展科学育儿带来切实的帮助，成为家长教育孩子的良师益友。

本书仍难免存在不足之处，诚恳希望各位读者批评指正。

郑名

2024 年 2 月于西北师大

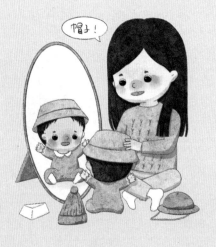

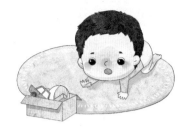

目 录
Contents

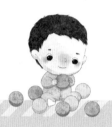

读在前面
0～1岁婴儿的身心特点和发展任务

Chapter 1
第1个月

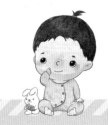

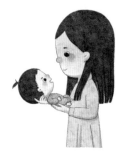

Chapter 2

第 2 个月

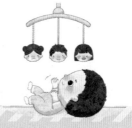

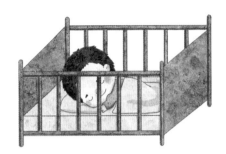

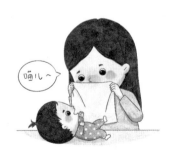

Chapter 3

第3个月

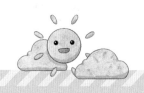

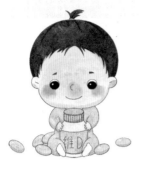

Chapter 4
第 4 个月

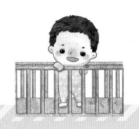

Chapter 5
第 5 个月

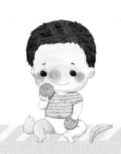

Chapter 6

第 6 个月

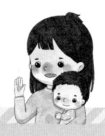

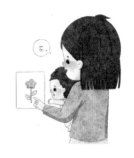

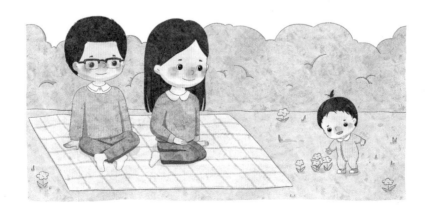

Chapter 7
第7个月

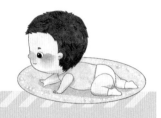

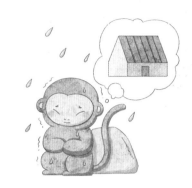

Chapter 8

第 8 个月

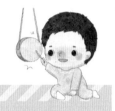

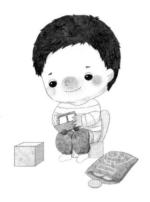

Chapter 9

第 9 个月

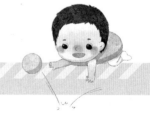

一、第 9 个月婴儿的发展特点

（一）生长发育特点

（二）心理发展特点

二、第 9 个月婴儿的养育指南

（一）第 9 个月婴儿的育儿要点

（二）营养与喂养

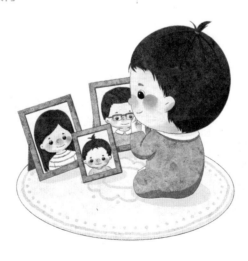

Chapter 10
第 10 个月

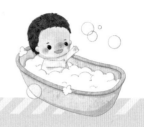

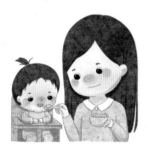

Chapter 11
第 11 个月

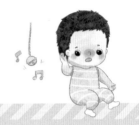

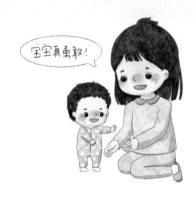

Chapter 12

第12个月

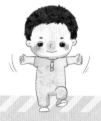

一、第12个月婴儿的发展特点

（一）生长发育特点

1. 身高和体重 / 320

2. 头围和胸围 / 320

3. 前囟 / 321

4. 牙齿 / 321

（二）心理发展特点

二、第12个月婴儿的养育指南

（一）第12个月婴儿的育儿要点

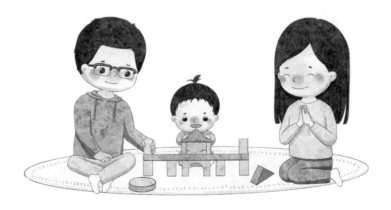

关键期关键养育

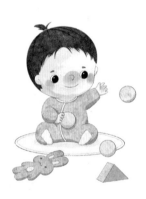

读在前面

0～1岁婴儿的身心特点和发展任务

- 生长发育特点
- 心理发展特点
- 发展任务

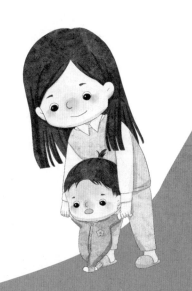

妈妈欣喜地发现，不到 6 个月的宝宝会抓东西了。这时，妈妈开心地递给宝宝一块糖果，笑着说："宝宝拿。"宝宝用右手接住了。妈妈又拿了一块糖果递给他："宝宝拿。"这时小宝宝会把先前手里拿着的糖果丢下，再伸手接过这块糖，或者用右手拿着的糖果去敲打旁边的东西，而不会用左手轮换去拿。看着孩子的举动，妈妈疑惑了："怎么像猴子掰苞谷，拿一个丢一个？"

为什么宝宝不会左右手轮换着拿物体？会不会是有什么问题呀？什么时候孩子才会双手配合活动？处于这一动作发展阶段的孩子，我们应该怎样引导呢？

小宝宝学会了用手抓握东西，无论身边的什么东西，他都喜欢抓在手里。可是，妈妈的烦恼和担忧也来了。因为妈妈惊讶地发现，小宝宝学会了一种"坏毛病"—— 无论拿到了什么东西，不管是玩具、奶嘴，还是小手巾、小豆豆，甚至是自己的小脚丫、小剪刀等，总是玩一玩、摆弄摆弄之后，马上就塞到嘴里，或者将东西撕得稀烂。

孩子为什么喜欢把东西塞到嘴巴里？对于喜欢用嘴或者用手来"探索"世界的孩子，父母应该怎么办？是否应该限制孩子的活动？

案例3

"哇哇哇……"，孩子又哭了！几个月的小宝宝似乎只会哭。饿了哭，渴了哭，尿了哭，要人抱了哭，睡醒了哭，瞌睡了也哼哼唧唧哭闹个不停，哭成了孩子满足需求的手段。妈妈听到哭声，急忙抱起孩子，又拍又哄，可孩子仍哭个不停。才喂完奶不一会儿，肯定不是饿了，妈妈无奈道："我要是能听懂孩子的哭声就好了！"

的确，哭是婴儿最常见的现象。对于不会说话的婴儿，哭就成了他们调度大人以满足需求的手段。但是，我们能不能通过婴儿的哭声分辨出他的愿望，及时满足孩子的需要呢？

以上情景是0~1岁的孩子在成长过程中出现的普遍现象。年轻的爸爸妈妈在养育孩子的过程中，一方面感受到在短短一年的时间里，孩子展现出了令人惊讶的发展速度和变化，体验着为人父母的欢欣与幸福；另一方面，也常常对孩子的表现感到疑惑："这种表现正常吗？""我该怎么办？"下面就让我们带着对宝宝成长的好奇与疑问，耐心读完这本书，您一定会找到以上问题的答案，了解这一时期孩子成长变化的奥秘，探索并掌握促进孩子健康成长的法宝。

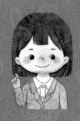

一、生长发育特点

　　出生后的第一年是宝宝生长发育的关键时期，有研究表明，从胎儿成长为成人要经历两次生长突增，第一次生长突增就是胎龄4个月到出生后第一年。这一时期宝宝的体格、神经系统等迅速发展，为以后的茁壮成长打下良好的基础。

（一）体格发育

1. 身高和体重

　　身高是身体骨骼发育的综合表现，反映了头部、脊柱和下肢长度的总和。3岁内的宝宝测量身高常采用卧位，因此也称为身长。目前中国城市正常新生儿平均身长为49.7～51.3厘米，城乡差别不大，男婴较女婴略长。

　　出生后前3个月内增长最快，平均每月增长3.5～3.7厘米，3～6个月平均每月增长2厘米左右，6～12个月平均每月增长1.2～1.4厘米。出生后第一年身长约增加25厘米，1岁宝宝的身长约为75厘米，大概是出生时的1.5倍。

　　体重是衡量体格发育和营养状况最重要的指标。中国新生儿的平均出生体重为3.25～3.55千克，一般来说男婴比女婴重100克。1岁内宝宝的体重可增长6～7千克。出生后头3个月每月增加900～1100克。4～6个月每月增加400～750克，6个月后体重增长减慢，后半年每月增长

200 ~ 300 克。一般来说，3 ~ 5 个月时体重约为出生时的 2 倍，1 岁时约为 3 倍。

月龄 / 月	每月体重增长量 / 克
0 ~ 3	900 ~ 1100
4 ~ 6	400 ~ 750
6 ~ 12	200 ~ 300

2. 头围和胸围

头围表明头颅的大小和脑的发育程度，是宝宝生长发育的重要指标。头围是按照一定规律增长的，年龄越小，增长的速度越快。正常新生儿出生时的头围平均为 34 厘米左右，前半年增长很快，一般会增加 8 ~ 10 厘米，后半年增加 2 ~ 4 厘米，1 岁时宝宝的头围平均为 45.5 厘米。出生后第一年是宝宝脑发育最快的一年。定期对宝宝测量头围，可及时发现头围过小或过大的异常现象。头围过小可能是头小畸形、大脑发育不全，头围过大时应注意有无脑积水。

胸围代表的是胸廓、胸背肌肉、皮下脂肪及肺的发育程度。正常新生儿出生时的平均胸围为 33.2 厘米，比头围小 1 ~ 2 厘米。之后随着心肺的发育，胸廓也逐渐扩大，1 岁时宝宝的胸围与头围基本相当，被称为头胸围交叉。宝宝的营养状况与头胸围交叉的时间有密切的关系，宝宝的身体越健康，摄入的营养越丰富，头胸围交叉出现的时间越早；反之，则出现晚。

3. 囟门

新生儿额头上方有一个软软的缺口，被称为囟门。囟门的存在是因为小儿颅骨发育尚不完全，还存在缝隙。宝宝刚刚出生时，颅骨前后有两个囟门。前囟门在头顶，是额骨与顶骨间形成的菱形间隙，大小为2厘米×2厘米左右，1岁~1岁半时完全闭合。后囟门在枕部，是由两块顶骨和枕骨形成的三角形间隙，有一部分婴儿在出生时后囟门即闭合，其余的在2~3月龄时闭合。囟门早闭合和晚闭合都属于异常现象，囟门早闭合很有可能表明宝宝患有头小畸形，晚闭合则说明宝宝可能患有佝偻病、脑积水或呆小病等。

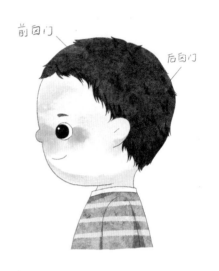

前囟门

后囟门

（二）大脑发育与睡眠

神经系统的发育从胎儿时期就开始了。宝宝出生时大脑重量为350克，是成人脑重的25%，1岁时达到成人脑重的50%。神经细胞是大脑和神经系统的基本单位，负责接受和传递信息，6个月到1岁是神经细胞增加的重要时期，是宝宝智力发育的基础。髓鞘化是新生儿神经系统发展必不可少的过程，可以加快神经传导的速度。例如感觉器官和大脑之间通路的髓鞘化，使宝宝出生后就具备了良好的视觉、听觉等。在之后的一年里，髓鞘化发展迅速，随着大脑和骨骼肌肉之间通路的髓鞘化，宝宝开始能够抬头、挺胸、伸展胳膊和手、翻身等。出生后的一年里，大脑和神经系统的迅速发展为宝宝的心理发展提供了良好生理基础。

睡眠与大脑发育有着十分密切的关系。有研究表明，婴儿在睡眠期间，白天的经历会在脑中重演并强化巩固，增强相应的突触联结，促进神经网络的发育。年龄越小的宝宝，睡眠时间越长，新生儿通常每天需要 16 ~ 20 小时的睡眠。6 个月后，睡眠的平均时长在 14.2 小时左右。

（三）消化与排泄

新生儿的胃处于水平位置，容量很小，为 30 ~ 50 毫升，3 个月时约为 100 毫升，6 个月时约为 200 毫升，1 岁时为 300 ~ 500 毫升。如果宝宝吃奶过量或过急，就会发生吐奶现象。

月龄 / 月	胃容量 / 毫升
0 ~ 3	30 ~ 50
3	100
6	200
12	300 ~ 500

新生儿由于唾液腺未发育成熟，因此口腔内较为干燥。出生后 3 ~ 4 个月，唾液腺逐渐发育，唾液分泌增多，宝宝不能及时将唾液咽下，因此唾液往往会流出口外。家长往往会认为宝宝要出牙了，但这其实是一种生理性流涎现象，随着宝宝的成长，这种现象会逐渐消失。每个宝宝乳牙萌出的时间和出

牙数差异很大，大部分在 6 ~ 7 个月时开始长出乳牙，一般情况下，出牙数等于宝宝的月龄减 4 或减 6。这一时期，宝宝的唾液分泌也会增多，这是因为乳牙萌出时会对牙龈感觉神经产生机械性刺激，促使宝宝分泌更多的唾液。随着乳牙的萌出，唾液分泌也会逐渐转为正常。

与成人相比，新生儿的肾脏重量占比较大。足月宝宝在出生后，肾脏已能发挥一定的生理功能，但是储备调节能力差，如果喂养不当或是发生疾病，就易产生肾功能紊乱，出现脱水现象。出生后一周的新生儿，每天排尿 20 ~ 25 次；1 岁时每天排尿十五六次，每次的尿量约为 60 毫升。年龄越小，对排尿的调节能力就越差，因此当膀胱内的尿液充盈到一定量时，就会不自觉地出现排尿现象。宝宝的肾脏发育有两个阶段发展较快，其中一个阶段就是 1 岁时，但整体来说，1 岁的宝宝肾脏发育还不完全，浓缩尿及排泄毒物的功能、排尿调节能力较差。

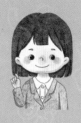

二、心理发展特点

（一）学会独立行走与抓握动作

婴儿在出生一年后，一个引人瞩目的变化就是在控制自身运动和动作技能方面的重大进步。动作和心理发展有密切关系，心理的发展离不开人的活动，人的活动又是在大脑的支配下通过动作完成的。动作的发展在一定程度上反映了大脑皮层神经活动的发展。因此，人们常把动作作为测定婴儿心理发展水平的一项指标。婴儿动作的发展主要体现在两个方面：

（1）**开始独立行走**。婴儿最早出现的大肌肉动作是抬头，到3个月时，不仅可以在俯卧时独立地抬头，还可以用双臂撑起胸部，与床面约呈90度角。4～5个月时学翻身，能俯卧仰翻。5～6个月时学坐，到7～8个月时才能独坐，但这时仍身躯向前，需要用手支撑。8～9个月时学会爬行，由此，宝宝的移动范围就扩大了。9～10个月时，能够很好地扶着物体站立。之后随着下肢肌肉的发展，宝宝可以扶着物体行走，或是由家长搀扶

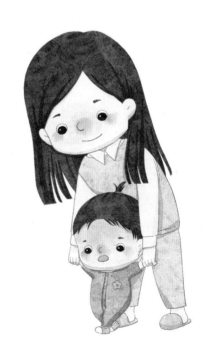

着双手向前走。大约在 1 岁时，婴儿就开始独立行走了。

从勉强抬头到能够独立行走的这段时间有力地促进了婴儿心理的发展。坐起和站起使婴儿的视野变得开阔，爬行时移动身体，可以主动接触更多事物，使婴儿从成人的怀抱中解放出来，扩大探索世界的范围，促进婴儿体格和智力的发育。

（2）能够手眼协调地抓握物体。 婴儿小肌肉动作的发展主要就是手和手指的动作发展。3 个月前，婴儿手指呈紧张状态，不能主动地张开。3 个月之后，婴儿摆脱手指的紧张状态，开始了一种无意的抚摸动作，例如摸摸被褥、亲人或玩具。此时婴儿看到玩具会非常兴奋，手舞足蹈，能同时伸出双臂，但由于不能很好地协调双手动作，往往不能触及目标、获得玩具。随着视力的发育，6 个月以后，婴儿逐渐开始手眼协调地抓握物体了，并且眼睛会注视着手上抓握的物体。这时的婴儿还会学会用拇指和其余四指对立的抓握动作，这是人类典型的动作方式，例如可以用拇指和食指来精细地捏取一些细小的物体，包括珠子、小方块积木等。1 岁后的孩子手眼动作已基本协调，可以掌握一些基本的操作技能。

（二）咿呀学语，开始理解语言的信号作用

出生一年后的宝宝处于前言语阶段。0 ～ 3 个月时，宝宝可以发出类似元音的咕咕声，如"啊""喔""咕"等音。4 ～ 8 个月大的时候，宝宝的发音增加了辅音，我们称之为咿呀声。宝宝重复着"mama""papa"这样元音与辅音的组合，听起来像词语，但不传达意义。9 ～ 12 个月时，宝宝开始学习一些词语，能够把发出的语音和词语所代表的对象对应起来。

月龄 / 月	发声类型	发声特点
0～3	咕咕声，如"啊""喔""咕"等音	发出类似元音的声音
4～8	咿呀声，如"mama""papa"	发音增加了辅音，元音与辅音的组合听起来像词语，但不传达意义
9～12	一些词语	开始学习一些词语，能够把发出的语音和词语所代表的对象对应起来

宝宝最初听到的语言不过是声音的刺激，需要把它同其他的刺激联系起来才能得到一个概念。例如家长说"再见"时宝宝会摆手，是因为家长说"再见"时会伴随着摆手的动作，多次反复以后，宝宝就从"摆手"的动作获得了"再见"的概念。宝宝是先听懂音，后通过动作理解词语的含义，开始懂得语言的信号作用，为下一步真正的语言表达打下基础。

（三）用感知和动作适应外部环境

人类的认识活动及获得并运用知识解决问题的过程称为认知。认知发展指在心理活动（如感知觉、注意、记忆、思维）和学习过程中发生的变化。感知觉是婴儿认知发展的重要基础，在婴儿早期的认识活动中占据主导地位。

1. 感知觉迅速发展

人类婴儿感知觉出现得最早、发展得最快，从而保证婴儿对周围世界的最初适应。在出生后的一年里，婴儿的各种感觉器官迅速发展，例如视、听、嗅、味觉等，逐渐获得了丰富的感知觉经验，开始对各种人、事、物形成一个系统的感知，渐渐地了解周围的人，认识周围的世界，认识自我。

（1）**宝宝能够看清不同距离的物体，偏爱红色**。宝宝出生后对光有反应，但视觉还不能集中，距离太远或是太近都看不清。之后随着视力调节能力逐渐成熟，宝宝才开始根据远近改变视觉焦点，看清不同距离的物体。这一时期，宝宝喜欢看活动的物体和人脸。8个月以后，随着视力的发育，宝宝就能够进行手眼协调动作了。

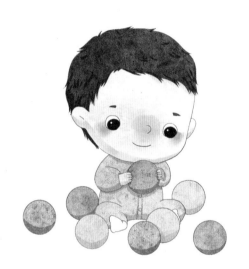

出生2个月后，宝宝的颜色知觉已经发展得很好，能分清各种基本颜色，例如红、黄、蓝等，且具有明显的偏好。红颜色最能引起宝宝的兴奋，宝宝喜欢暖色和明亮的颜色，不喜欢冷色和暗的颜色。

（2）**宝宝能够辨认自己的名字和妈妈的声音**。宝宝在出生时听觉已发展完好。3～4个月时，宝宝就表现出寻找声源的动作，当某处发出大的声响时，宝宝的头会转向声源。有研究显示，3个月大的宝宝已经能够静静地躺着倾听音乐，并表现出愉快的情绪。6个月后，宝宝能从多个人的声音中分辨出妈妈的声音，听到妈妈等亲人的声音会格外高兴，唤其名有应答反应。宝宝1岁时能听懂自己的名字，逐步区分不同步的高低音，听懂简单吩咐。之后宝宝对声音的辨别能力越来越好，为语言的发展准备了条件。

（3）**宝宝具有明显的嗅觉和味觉偏好**。宝宝在出生时嗅觉已经发育成熟。哺乳时，宝宝闻到奶香味就会积极地寻找奶头。3～4个月的宝宝能区分不同的气味，对于不喜欢的气味，如醋或是臭鸡蛋味，他们会做出一些强烈的反应，如将头扭开并露出厌恶的表情，说明宝宝具有明显的嗅觉偏好，能够区分自己喜欢的气味。

新生儿的味觉在刚出生时已经发育良好，能分辨出无味、甜味、酸味、苦味和咸味，并相应地做出截然不同的面部表情。宝宝明显喜爱甜味，甜味能够让宝宝减少哭泣，让他们发笑和咂嘴，酸味会让宝宝皱鼻子和噘嘴，苦味则让宝宝嘴角往下撇、伸舌头。

（4）婴儿使用口腔和手来探索与获取外部信息。触觉是皮肤受到机械刺激时产生的感觉，婴儿的触觉是非常敏感的。有研究表明，抚触有助于缓解宝宝的焦虑，帮助他们平静下来，还能够促进神经活动。温柔的抚摸和按摩能够刺激不敏感的宝宝，抚慰易激动的宝宝，能逗宝宝发笑，这样宝宝就能够更好地与家长互动。

触觉也是宝宝探索外部世界，获得外部信息的主要方式。婴儿的触觉探索有两种方式：口腔探索和手的探索。婴儿对物体的探索最初是通过口腔活动进行的，无论拿到什么东西，玩一玩、摆弄摆弄后，马上放到嘴里去，这是在用嘴"认识"物体。随后，婴儿才会使用双手来探索物体。因此，父母不要给婴儿过小或尖锐的物体，如豆子、小珠子、筷子等，同时可以有意识地安排一些活动，如"摸口袋，猜一猜"游戏，让孩子在看不到的情况下，通过双手的触摸猜出口袋里的物品，发展孩子的触觉探索能力。

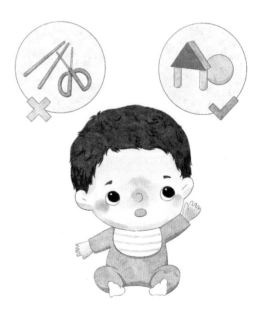

（5）知觉发展较晚，与感觉密切相关。知觉的发展与视、

听、触等感觉的发展有密切关系，是对感觉的加工过程，发生较晚。3～4个月时，宝宝开始具有形状知觉；接下来会慢慢具有整体知觉，能把外显的和部分被遮蔽的物体看成同一物体；之后逐渐发展出深度知觉，害怕高处；1岁末开始有浅表的空间知觉和时间知觉。

2. 注意由视觉方面转向手部操作

出生后一年内，宝宝以无意注意为主。最开始宝宝喜欢发亮、色彩鲜艳、发响、能活动的东西，当这些东西出现在视野内时，会引起宝宝的注意，他们会睁眼注视，并发出喜悦的声音。6个月以后，宝宝的注意不再完全集中于视觉方面，更多地从手部操作中表现出来，例如传递、摆弄和抓握。随着年龄的增长，宝宝的注意逐步明确，注意的时间也越来越长。

3. 以短时记忆为主，记忆时间逐渐延长

出生后一年内，宝宝的记忆是以短时记忆为主的，例如被妈妈抱成吃奶姿势的记忆，只要被抱成这一姿势，宝宝就会四处寻找奶头。此时宝宝的记忆时间很短，只能辨认间隔几天的事物，例如宝宝可以记住妈妈和其他亲人的脸，但如果间隔一个星期再见到的人，宝宝就可能不认识了。随着月龄的增加，记忆时间将越来越长，6～8个月的宝宝看不到熟悉的面孔时，会出现陌生人焦虑和分离焦虑。8～12个月的宝宝会寻找离开视线的玩具，如果离开视线的间隔短，就可以找到。

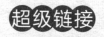

超级链接

记忆"续"曲

心理学家让8～12周大的婴儿舒适地躺在家中的摇篮里，向上看着一个色彩鲜艳的木头旋转风铃，在他们的脚上系一条绳子，另一端系到旋转风铃上。所以当孩子踢脚的时候，风铃就会动。如果他踢得用力，那些木头装饰就会相互撞击，发出悦耳的敲击声。8周大的婴儿就可以掌握踢脚和风铃转动之间的关联，在45～55分钟之后，这种记忆依然不会消减。这说明8周大的婴儿就可以初步储存长期记忆，而早期记忆又潜移默化地影响着宝宝的成长发展。

因此，父母要耐心、温暖地对待宝宝，与宝宝共同创造美好记忆，激励宝宝成长。

4. 通过感知和动作来适应外部环境

这一时期，婴儿处于思维的萌芽阶段，他们是通过感知和动作来适应外部环境的。一般来说，9～12个月时，婴儿就萌发了思维能力，具体表现为有意识地利用动作去达成目的、解决问题。例如婴儿会抓着成人的手，向自己不能取得的物体方向拉动。这一阶段的宝宝还出现了"客体永久性"观念，即就算物体不在眼前，他仍然知道物体是存在的。如小皮球滚到了沙发底下，宝宝会一边指着沙发的方向，一边发出"啊啊"的声音，示意大人捡回来。

（四）开始寻求稳定的依恋关系

　　婴儿在出生后即有原始的情绪反应，此时的情绪反应与生理需要相关。当生理需要得到满足时，会引起愉快的情绪反应；当生理需要得不到满足时，会产生不愉快的情绪反应，哭闹起来。0～3个月的宝宝对所有人的反应都是一样的，看到人的脸或是听到人的声音都会微笑、手舞足蹈。到3个月以后，情绪的变化就不仅取决于生理的需要，还取决于有没有社会交往。如果婴儿经常被妈妈爱抚、逗引，情绪就愉快；如果一直处在孤独、无人理睬的环境，就会缺少愉快的反应。3～6个月时，婴儿对妈妈和陌生人的反应是不一样的，当妈妈出现时，会表现出更多的微笑，对陌生人则反应少些。婴儿出现了有差别、有选择性的微笑，这也是真正意义上的社会性微笑。6个月以后，婴儿会很清楚地表示对妈妈的爱，与妈妈在一起时特别高兴，妈妈离开则会哭闹，同时对外人表现出畏惧、不安和回避。这时婴儿会开始寻求稳定的依恋对象（妈妈或主要抚养人），建立安全的依恋关系。不久之后，"嫉妒"现象就出现了，宝宝看见妈妈抱着别的宝宝会不高兴。

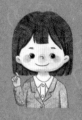

三、发展任务

　　婴儿一生下来就有很大的潜能，但如果不给予丰富的环境和刺激，很多潜能就发挥不出来，就会错过学习与发展的关键期。关键时期，关键养育。作为家长，如何帮助宝宝完成从出生到 1 岁的发展任务，助力宝宝顺利起航呢？下面将从发育与健康、动作发展、语言发展、认知发展、情绪情感与社会性发展五个方面，阐明 1 岁婴儿的发展任务。

（一）发育与健康

1. 帮助宝宝从母乳转换到固体类食物

　　母乳对于宝宝来说是最佳的食品。出生至 6 个月内的宝宝，其最佳的喂养方式为纯母乳喂养。母乳中含有宝宝生长发育所需的全部营养素和多种免疫成分，可以使宝宝免受感染。随着宝宝消化能力的提升，母乳喂养逐渐不能满足宝宝的生长需要。6 个月以后（不早于 4 个月），宝宝的饮食就需要从母乳向固体类食物转变，这时候家长可以喂给宝宝泥糊状食物进行过渡，有利于锻炼宝宝的咀嚼能力。之后可以逐步添加末状、碎状、丁块状、指状等固体类食物，为 1 岁后的良好进食习惯和均衡膳食打下基础。

2.帮助宝宝养成规律的睡眠习惯，能够独自入睡

年龄越小，睡眠时间越长。4个月以后即可帮助宝宝养成按时睡眠的习惯，坚持白天小睡和晚上入睡，包括白天睡1～2次，每次睡1～2小时，晚上8点入睡。创造一个安静宜人、较稳定的睡眠环境，让宝宝有自己的床，并放在固定的地方；室内的光线不要太明亮，但也不要漆黑；培养不拍、不抱、不摇晃就能自动入睡的好习惯；注意纠正含乳头入睡的习惯；培养正确、舒适的睡眠姿势。4～6个月大时，可培养宝宝独自入睡的习惯。

3.帮助宝宝养成强壮身体，进行体格锻炼

宝宝体质的好坏不仅受遗传因素的影响，还受后天营养和锻炼的影响。要使宝宝养成健康的身体，就要让他进行必要的锻炼，增强体质，减少患病，健康成长。日光、空气和水是锻炼的三件法宝。首先宝宝满月以后，每天应安排一定的时间到户外晒太阳，一开始每次5～10分钟，以后每隔3～5天延长5分钟，一直延长到1小时左右。其次可以进行空气浴，出生1个月后，只要户外温度在18摄氏度以上，就可将宝宝抱到户外呼吸新鲜空气，开始时5分钟，以后逐渐增加时间。最后可以进行水浴，采用冷水洗脸、洗手、洗脚、擦身等较缓和的方式，促进宝宝的血液循环和新陈代谢。此外还可以让宝宝做婴儿操，4～6个月时，可每天做1～2次被动操，7～12个月可开始进行半主动操，促进宝宝四肢和躯干的发育。

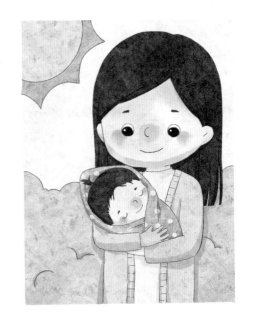

（二）发展宝宝独立行走和手眼协调抓握能力

　　婴幼儿时期是动作发展最为迅速的时期。宝宝的动作发展主要体现为直立行走和手部的动作。对于宝宝大肌肉动作的发展，家长在顺应动作发展规律的基础上，可采取主动干预措施。当宝宝能翻身后，尽量创造机会让其爬行；发现宝宝正试着扶沙发站立时，可以用玩具或食物引诱，让宝宝进行扶行；慢慢地，家长可以双手搀扶宝宝领他行走，鼓励宝宝独自行走。此外，对于宝宝手部动作的发展，要多给他们自由活动的机会，同时提供一些适当的玩具，如活动的、色彩鲜艳的、能发声的玩具以及宝宝喜欢的图片等。还要提供一些不易破碎而易消毒的小玩具或物品，让宝宝去抚摸、抓握、碰撞、摆弄，以训练宝宝的手部动作。训练宝宝从能抓住前方的玩具，到能用手指拿捏玩具。

（三）帮助宝宝理解语言的信号作用

　　0～1岁的宝宝正处于前言语阶段。这个阶段的宝宝还不会真正地说话，只能进行不同音节的拼读，听起来像词语，但并不传达意义。宝宝是通过模仿来进行语言学习的，因此在这个阶段，家长的发音要简单、清晰，以便于宝宝进行模仿，鼓励宝宝进行发音训练。在进行训练时，要尽量和宝宝面对面，因为宝宝会观察家长的口型，并开始将视觉印象整合到言语中枢，逐步用自己的话来表达。此外，家长还会发现，说"再见"的时候，宝宝会摆手，说"抱抱"的时候，宝宝就会双手伸向家长。其实宝宝是先听懂了"再见"和"抱抱"的语音，又从家长的动作理解了这种语音的含义。这些都说明这个时期的宝宝形成了语言—动作反射，开始慢慢懂得了语言的信号作用，知道通过语言可以指代某物、某事、某人，这是语言表达的基础。因此，家长要和宝宝多进行交流，把语言表达与实际的人、事、物品相结合，在宝宝还不能准确地发音之前，可以进行一些物品的指认，知道语言所代表的物品的含义，懂得语言的信号作用，为下一步的语言表达打好基础。

（四）帮助宝宝初步了解和探索世界

0～1岁的宝宝由于思维、表象等心理活动均尚未形成，主要通过感知和动作来了解周围环境、探索世界。因此家长要尽量增加他们接触和认识环境的机会，提供充足的感知刺激，丰富宝宝的感知经验，发展他们的感觉器官。可以提供不同材料、质地、形状、颜色、声音等促进操作性和结构性发展的玩具供宝宝选择，让宝宝自己摆弄，玩具的自动化程度应不高，让宝宝有充足的动手机会。玩具的选择和环境的布置不是只为了促进宝宝某一种能力的发展，而是为了促进宝宝多种能力的综合发展。例如可将宝宝的大肌肉动作、手部的精细动作和视觉发育结合在一起，加快认知过程——将宝宝感兴趣的玩具放在不远处，引诱宝宝去获取玩具。宝宝在主动去抓、握、碰、撞各种玩具的过程中，对物体的认识就不再局限于颜色、大小、长短，而是了解到其轻重、软硬、冷热等质地。通过动作的发展和感知经验的丰富，可以促进宝宝认知的发展。

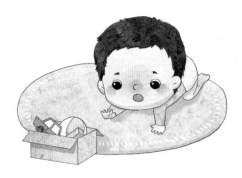

（五）情绪情感与社会性

1. 让宝宝感受到关心和爱，帮助宝宝建立信任感

刚出生的宝宝对这个新奇的世界是陌生的，时时感觉不安全，有作家形

容他们"像小猫一样无助"。他们用哭闹来表达自己的需要——"我饿了""我尿湿啦""我感到不舒服"等。通过自己的需要是否得到满足、父母如何回应，来确认自己与他人的关系，建立自己与周围环境的信任感。如果需要能够得到满足，并且父母常常抚触宝宝，让宝宝感受到关心和爱，宝宝就会觉得周围的环境是善意的、温暖的，逐渐地建立起信任感。如果宝宝的需要得不到及时满足，或者成人对待宝宝的方式是冷漠的、严厉的，宝宝就会觉得周围的环境是恶意的、不安全的，发展出一种不信任感。信任感能够让宝宝正确地处理自己与周围环境的关系，并从中汲取积极的能量，增强宝宝的自信心，是宝宝健康人格发展的基础。富有信任感的宝宝会对未来有明确的目标和规划，相信未来可期，充满希望。因此，家长要给予宝宝一个规律性的、及时回应的、稳定的照料环境，通过与宝宝温暖、积极地互动，让宝宝感受到关心和爱，帮助他们建立信任感。

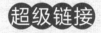

超级链接

袋鼠式呵护

在一项调查研究中，一批早产的小婴儿每天得到肌肤与肌肤相接触的机会，也就是"袋鼠式呵护"。之后，研究人员针对这批宝宝，从半岁一直到十岁，定期做了跟踪检查，每次都发现同样的结果：与放在恒温箱里呵护的同期早产儿相比，这些"袋鼠宝宝"应激反应系统的运作更高效，睡眠更有规律，身体各方面功能的发挥也更好，"袋鼠宝宝"妈妈的焦虑度也更低缓。所以，多与你的宝宝亲密接触，是孩子最好的精神营养。

2. 和宝宝形成安全型依恋关系

依恋是宝宝与父母间一种特殊、持久的感情联结，是宝宝早期发展的重要情绪之一。宝宝和其依恋的人亲近，会感到舒适与轻松，遇到陌生的环境与人时，依恋对象的存在也能让宝宝有安全感。出生后第一年，是父母与宝宝建立依恋关系的重要一年。依恋关系建立以后，宝宝会有安全感，能更加自由地去探索周围的环境，愿意与别人亲近交往，从而对今后的认知发展和社会交往产生良好的影响。

依恋主要是后天形成的，它取决于父母与宝宝的互动和对其需求的回应方式。如果父母能够及时地回应和满足宝宝的需求，经常地抚触宝宝，与宝宝交流互动，给予各种愉快的刺激，宝宝经常从与他们的互动中体验到舒适和愉悦，安全型依恋就会形成。如果父母不能及时回应，或忽视宝宝的需求，与宝宝的情感交流较少，宝宝就会失去安全感，建立不安全的依恋或无依恋。

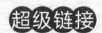

超级链接

童年之"难"

父母早期的虐待和忽视会对孩子产生长期的影响，他们会更难融入新的环境，更难信任新面孔，产生自卑和焦虑，更难应对生活中的挑战，更难建立和维持人际关系。久而久之，这可能使孩子失去朋友或成年人的支持，进而错失成长和发展的机会。

不幸的人一生都在治愈童年，幸运的人一生都在被童年治愈。因此请家长们多多与孩子进行爱的互动，及时回应他/她们的需求。

3.培养宝宝的社会适应性，发展自我控制能力

社会适应是指个体对于外界环境的应对和适应。社会是具有一定的秩序和规则的，宝宝要完成从自然人到社会人的蜕变，就必须要学会适应社会、遵守规则。

0～1岁宝宝的规则意识主要是通过自我控制能力表现出来的。出生半年后，高级情绪控制中心——额叶就开始发育了，这意味着宝宝的自控能力开始发展，这时就需要注意培养这种自控能力。此时宝宝能够理解父母的简单指令，因此父母可以给宝宝设立一些"禁区"，通过表情、动作和语言，让宝宝知道哪些行为是不被允许的。父母的及时告知和反复指导，会让宝宝明白这是"禁区"，并控制自己不去做这些行为。此外，宝宝自控能力的发展还表现在可以忍耐和等待。在家里，宝宝是全家的宠儿，所有人都宠着他、惯着他，但是到了幼儿园、学校和社会就不是这样了。父母要让宝宝知道什么时候可以满足他的要求，在那之前要学会等待。等待并不意味着不满足，而是延迟满足，这对于发展宝宝的自控能力非常重要。

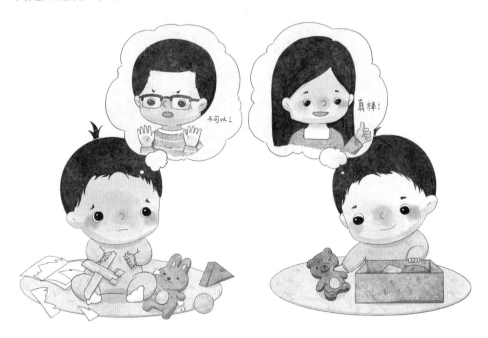

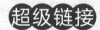

不让干，我偏干

俗话说"好奇害死猫"，越是隐秘或者被禁止的东西，越能勾起人们的好奇心和求知欲。由单方面禁止和掩饰所造成的逆反现象，即心理学上的"禁果效应"。对孩子也是，一味禁止只会导致逆反心理："你越不让我干，我偏要干。"

因此在教育上，我们可以适当利用"禁果效应"，激发孩子的求知欲和好奇心，充分调动孩子的积极性，比起单纯的劝说和禁止可能更有用。

4. 培养宝宝的个体适应性，发展自理能力

个体适应是指个体为满足个人生活所需的日常生活能力，最主要的就是自理能力。出生后一年内的宝宝主要是被动地接受成人的照料，体验睡眠、喂养、清洁卫生等过程。宝宝在这个时期应逐步养成自然入睡、定时入睡的规律睡眠习惯，适应并乐意配合成人为其穿衣、剪指甲、理发和盥洗，在末期能够适应添加辅食，尤其是固体食品，能够自己使用餐具进食，同时开始学习坐盆排大小便。

Chapter **1**

第 1 个月

- 第 1 个月婴儿的发展特点
- 第 1 个月婴儿的养育指南
- 第 1 个月婴儿的学习与教育指南
- 给爸爸妈妈的建议
- 宝宝成长档案

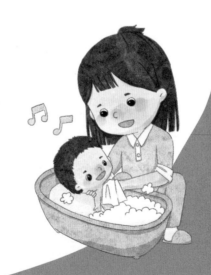

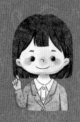

一、第1个月婴儿的发展特点

从娩出脐带结扎开始到诞生后28天的婴儿叫新生儿，从诞生到28天的这段时间被称为新生儿期。新生儿期时间跨度不大，却是儿童发育的第一个重要阶段。在出生前，小生命在母体内过着一种安全舒适的寄生生活，他的营养、呼吸、排泄等新陈代谢都由母体代劳，很少受到外界刺激的直接影响。出生使这个小生命的生存方式和生活环境发生巨大的变化，必须依靠自己的生理活动来维持生命，必须对外界纷繁复杂的环境变化——空气、温度、声音、光线等做出反应，必须独立进行生命活动。初为父母的你，是否常常会感到手足无措？别担心，先认识一下你的宝宝吧。

（一）生长发育特点

在新生儿期，儿童身心发展的最大特点是非常迅速。一般来说，年龄越小，发展变化越大。有人形容"新生儿一天一变样，乳儿一月一变样，幼儿一年一变样"，说明了新生儿日新月异的成长变化。

1. 身高和体重

新生儿的体型很特殊，头大、身长、四肢短。头约占整个身高的1/4（成人为1/8），腿约占1/3（成人为1/2）。这种体型就决定了新生儿活动不便。

随着年龄的增长，身体各部分才逐渐协调起来。身高是婴儿生长发育的重要指标，宝宝的身高是指卧位时从头顶到脚底的长度，是头部、脊柱和下肢长度的总和。刚出生的宝宝身高约50厘米，男孩比女孩要高一点儿。到满月的时候，宝宝就会长高了，身高一般为53.9～55.5厘米。

体重为各器官、组织、体液的总重量，是反映孩子骨骼、肌肉和脂肪发育的综合指标。

标准

刚出生的宝宝标准体重为3～3.5千克。

超体重儿

体重大于4千克的属于超体重儿。

低体重儿

按照国际标准，如果体重低于2.5千克就是低体重儿。新生儿体重低的原因有两个，一是早产，二是孕妇营养不足、患病、年龄过大、服药不当以及吸烟酗酒等引起的生长发育迟缓。

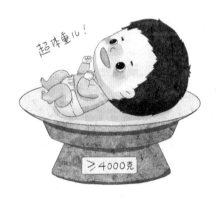

一个正常、足月、营养良好的新生儿，体重在最初几个星期内增长特别快，直到一周岁才开始减慢。从出生到满月，平均每天增加40～50克，满月时体重增加约1千克。

2. 头围和胸围

头围反映了颅骨的发育程度，也是孩子脑发育的一个重要指标。

阶段	男孩	女孩
出生时平均头围 / 厘米	34.3	33.9
满月时平均头围 / 厘米	37.0	36.3

头小畸形可能是大脑发育不全导致的，头围过大则要考虑宝宝有没有脑肿瘤、脑积水的可能。只要宝宝头围在平均值上下，家长们都不用太过担心。

刚出生的宝宝胸围要比头围小 1 ~ 2 厘米，随着月龄的增长，胸围会逐渐赶上头围。新生儿的胸围像个大圆桶，出生时男孩女孩略有差异，男孩平均胸围是 32.3 厘米，女孩平均胸围是 32.2 厘米。营养状况不好或疾病都会造成宝宝胸廓的畸形，如鸡胸、漏斗胸等。因此，第 1 个月里宝宝的营养非常重要。

3. 脐带

脐带是联系母亲与胎儿的纽带。母体通过脐带将营养物质带给胎儿，并将废物排泄出去。胎儿出生后，脐带就失去了它的作用，医生会把脐带剪断。断脐时会在宝宝的腹部留下一个脐带残端，一般 3 ~ 7 天就会逐渐干燥脱落。

这个小小的伤口不容小觑。当它没有完全闭合时，脐带残端内的血管是与新生儿的血管相通的。如果此时没有注意保护好伤口，细菌就会乘虚而入，轻者引起脐炎，重者造成败血病，危及宝宝的生命。

4. 乳房

无论是女孩还是男孩，新生儿在出生后 3 ~ 5 天，都可能出现乳房肿大的现象。肿块大小不等，小的像蚕豆那么大，大的有鹌鹑蛋那么大，有时还会分泌出少量的奶汁，这种现象常常使年轻的父母感到不安。其实，孩子在刚出生时，体内都有一定数量的来自母体的雌激素、孕激素和催乳激素。宝宝离开母体之后，体内的雌激素和孕激素很快就会消失，但催乳激素会维持较长时间，使新生儿分泌出一些奶汁来。这种情况一般在宝宝出生后 8 ~ 18 天时最明显，2 ~ 3 周后会自然消失，少数情况也可能持续 1 个月左右才消失。

5. 皮肤

皮肤状况是反应宝宝健康状况的重要指标。新生儿皮肤光滑柔软，略带红色，阳光照射下会有红斑，被称为婴儿斑，一般一周左右会消失。但如果宝宝的双手双脚呈现出青色或身体半红半白，就需要引起家长们的注意了。青色的双手双脚表明宝宝的血液循环系统暂时还不能很好地把血液输送到四肢末端；身体半红半白，是因为宝宝的血液过多地集中在身体的下半部，当你把宝宝的身体倒过来时，这种情况就会立即消失。

6. 体温与发热

刚出生的宝宝体温（肛温）一般都在 37.6 ~ 37.8 摄氏度。由于新生儿的体温调节功能还不完善，出生后周围环境的温度比母体内要低，因此，宝宝出生后会出现体温下降的现象。出生后半个小时到一个小时，体温会下降 2 ~ 3 摄氏度，之后体温会逐步回升，在 36 ~ 37 摄氏度波动。

有少数宝宝在出生后 3 ~ 5 天会出现所谓"脱水热"或"一次性发热"，体温上升到 39 ~ 40 摄氏度，往往持续几个小时，甚至 1 ~ 2 天，并且伴有面部发红、皮肤干燥、哭闹不安等。这是由于水分摄入过少、室内温度过高或者衣服穿得太厚、被子盖得太厚。一般通过多喂母乳或喂点儿温白开水，体温就会很快降下来。

7. 呼吸

宝宝一出生，呼吸就开始了。新生儿有两种呼吸方式：腹式呼吸和胸式呼吸。家长们可以观察到，宝宝呼吸时肚子一鼓一瘪的，看起来好像是用肚子呼吸的。这是因为刚出生的宝宝鼻腔、咽、气管、支气管都很狭小，肋间肌较弱，胸肌也不够发达，以靠膈肌升降进行的腹式呼吸为主。根据这个特点，我们可以通过看宝宝的腹部运动来数呼吸的次数。正常新生儿每分钟呼吸 35 ~ 45 次。由于呼吸中枢还不够健全，新生儿会出现呼吸表浅、节律不规则、深浅交替或快慢不均的现象，睡着以后更加明显，这都是正常的。但如果每分钟呼吸次数超过 80 次或者少于 20 次，就应引起重视，及时联系医生。

8. 心率

新生儿的心率一般都很快，且波动范围大。此外，出生后最初几天，宝宝心脏会有杂音，这些都属于正常情况，家长们不用担心。

时间	心率 /（次 / 分钟）
出生后 24 小时内	85 ~ 145
出生后 1 周内	100 ~ 175
出生后 2 ~ 4 周	115 ~ 190

❗ 新生儿哭闹时心率可以达到 180 次 / 分钟，熟睡时心率则减少到 70 次 / 分钟。

9. 睡眠

睡眠是大脑广泛处于抑制过程的一种生理状态，它能让婴幼儿的神经系统得到最有效的休息，减少机体能量的消耗，为生长发育储备足够的能量和原料，同时有助于婴幼儿的脑发育和记忆力的增强。婴幼儿的睡眠存在个体差异，新生儿每天能睡 18～20 个小时，其中有 3 小时睡得很香，处在深睡不醒状态。随着年龄的增长，睡眠时间逐步缩短。

10. 排泄

出生后 12 小时内，大多数宝宝会开始排出粪便，即"胎粪"。它是由消化道分泌物、吞咽下的羊水和腹膜的上皮细胞组成的。因含胆绿素，胎粪颜色为深绿色、棕黑色或黑色，呈黏糊状，无臭味。胎粪一般在 3～4 天内排尽。之后随着接受母乳喂养，宝宝的粪便颜色会逐渐变淡，转为正常的黄色。如果出生 24 小时后不见胎粪排出，应对宝宝进行检查，看看有无肛门、腹部膨隆和包块等，以确定是否有消化道的先天异常。

多数宝宝在出生后第一天就开始排尿，但尿量较少，全天一般只有 10～30 毫升；小便次数也较少，第一天只有 2～3 次；尿色较深，一般呈黄色。之后随着开始喂奶，宝宝摄入的水分逐渐增加，小便总量逐天增加，每天的小便次数也逐步增多。到生后一周，小便次数可增至每天 10～30 次，小便颜色也逐渐变淡。

（二）心理发展特点

1. 宝宝天生本领大

在爸爸妈妈眼里，宝宝是非常柔弱的，但其实宝宝天生就有一些适应周围环境的"本领"。这些"本领"就是一些先天性反射活动,所谓先天反射就是天生的对特定刺激形式做出的自动反应。在新生儿时期,当他们的身体还不能自由移动、手脚不听使唤的时候,一些先天性反射活动就开始显示"威力"了,以帮助宝宝适应环境、求得生存。

新生儿先天的 反射活动

名称	表现	年龄	功能
觅食反射	当你用手指或乳头触摸新生儿嫩嫩的小脸蛋时,他就会将头转向被触摸的这一侧,并张开小嘴,表现出吸吮动作	4～7个月	找到乳头
吸吮反射	将奶头或其他物体放入宝宝的嘴里,或者手指触及宝宝的上、下嘴唇,也会引发宝宝的吸吮动作	4～7个月	有利于喂食
拥抱反射	在宝宝的头附近用手拍击床垫的时候,宝宝的两个胳膊就会向外展开伸直,然后屈曲到胸前呈拥抱状	3～4个月	有助于婴儿抱住母亲
抓握反射	手指触及宝宝的小手心时,宝宝就会紧紧地抓住你的手指不放	3～4个月	为婴儿自愿抓握做好准备
行走反射	用双手托起宝宝的腋下,竖直把他抱起,使他的脚板触及平面,宝宝就会出现主动"开步"的样子	2个月	为婴儿自己行走做准备
游泳反射	让宝宝俯卧在床上,托住肚子,宝宝会抬头、伸腿,摆出游泳姿势	4～6个月	如果落水,有助于婴儿存活下来

名称	表现	年龄	功能
自我保护	当你用手指轻轻地触摸宝宝的眼皮时，宝宝马上就会把眼睛闭起来；当你用手捏住宝宝的鼻子时，他的小手就会立刻做出反抗	永久性	在强刺激中保护婴儿
惊吓反射	宝宝刚出生就可以听到声音了，但他们不知道声音从何而来，也不能分辨不同的声音。这时他们的听觉反射是简单的"惊吓反射"。所以，新生儿常常会由于突然受"惊"而哭起来	4个月	正常的神经反射

2. 感知周围环境

感知觉是个体认知发展中最早发生和最先成熟的心理过程，也是婴儿认识世界的开端。此时婴儿的感知觉活动不是被动的，而是主动的、有选择的。他们通过感知觉获取周围信息，并以此来适应环境。在母亲的孕晚期，胎儿较多依赖听觉和味觉；在新生儿身上，其他感知觉也有较明显的体现。

（1）**视觉**。许多父母认为新生儿是看不见东西的，其实不然。宝宝出生头几天虽然大部分时间是闭着眼睛的，但并不代表他没有视力。其实宝宝出生后就具备了视力，且34周以上的早产儿与足月儿的视力相同。但是新生儿的视力很差，只能看见眼前60厘米内的物体，最适宜的距离只有20厘米。出生不久的宝宝，眼睛还不能准确地聚焦，新生儿看一个距离6米的物体，相当于成人距离200米远看这个物体。一个物体不管距离1米还是10米，他们都看不清，即便是从近处看妈妈的面孔，也是非常模糊的。出生3周后，婴儿有了视觉集中能力，视线开始集中到物体上，理想的视焦点在距眼睛约26厘米处，相当于吃母乳时婴儿的眼睛与母亲脸之间的距离。

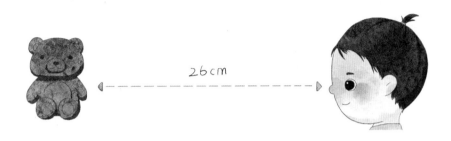

26cm

（2）**听觉**。宝宝刚出生就有听觉反应，出生后 3 ~ 7 天，新生儿的听觉逐渐增强，对噪音比较敏感，听见较大的响声可能会眨眼，或用哭声表示抗议。宝宝很喜欢人说话的声音，当然，最熟悉、最喜欢的是妈妈的声音，因为在妈妈腹中就习惯了的声音会使宝宝感到亲切与安全。如果你在宝宝耳边摇摇铃、拍拍掌，他会皱眉、呼吸加快或屏气、哭等，他们是在以这种方式告诉你"我听到了"。另外，新生儿不仅有听觉，能记住他听到的一些声音，还会将头转向自己熟悉的声音。当妈妈在宝宝右耳边轻声说话时，宝宝会转向右边，当妈妈在左侧说话时，宝宝也会转到左侧。

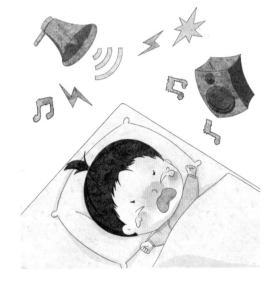

（3）**嗅觉**。新生儿的嗅觉相当灵敏，能区分不同的气味，对来自妈妈身上的气味尤其敏感。有人对出生 6 天的新生儿做了一个实验，结果发现，生后 2

天的新生儿不表现出对自己母亲奶垫的兴趣，而到了第6天时，大多数新生儿会经常地将头转向自己妈妈的奶垫。说明生后6天的新生儿已经能够闻出自己妈妈的气味了。平时，妈妈在给宝宝喂奶时就能发现，自己的孩子能闻到母乳的香味，并表现出急切地寻找奶头的样子。

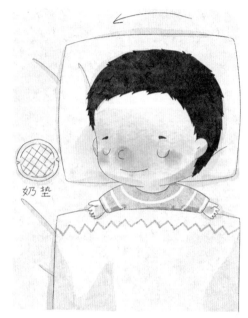

（4）**味觉**。新生儿有良好的味觉，出生后不久的宝宝就能够辨别不同的味道。让出生1天的新生儿喝不同浓度的糖水就会发现，宝宝对比较甜的水吸吮快且多，说明宝宝喜欢品尝带有甜味的水，而对咸的、酸的或苦的水会表现出扭头、皱眉等痛苦、不愉快的表情。

（5）**触觉**。在各种感知觉中发展最好的就是触觉，新生儿一出生就对不同的温度、物体质感以及疼痛有触觉感受能力，其中嘴的周围、生殖器、手掌和脚底最敏感。抓握反射、吸吮反射、行走反射等都与触觉有关。宝宝哭时，妈妈轻轻地拍一拍宝宝，宝宝就会安静下来，这就是通过触觉感受的满足达到了安慰宝宝的效果。

3. 每个婴儿天生不同

不同的婴儿有着不同的气质。气质是天生就有的，不分好坏。父母应该早早摸清自己小宝宝的气质，根据不同的气质类型，运用不同的方法，照顾小宝宝就容易多了。

宝宝的气质类型有以下三种，下面就来看一看你的小宝宝属于哪一种吧。

活泼的宝宝：

还在妈妈的肚子里时，他就又踢又蹬的。

一出生，他张开嘴巴就哭，哭声又大又响。当他睡醒的时候，手和脚不停地乱动。换尿布的时候也不安分，又是踢又是蹬，让爸爸妈妈费尽了心思。

安静的宝宝：

小家伙好乖啊，没出生时，在妈妈的肚子里就很少乱踢，即使偶尔动一动，动作也非常轻柔，生怕把妈妈踢疼了。

出生后，他一个人乖乖地躺在自己的小床上，很少哭闹。当他醒着的时候，也很少乱动，动作一般都很缓慢，也很温和。

如果你的宝宝兼具以上两者的特点，有时活泼，有时安静，那么就是介于这二者之间的"一般型"宝宝。

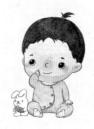

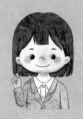

二、第1个月婴儿的养育指南

（一）新生儿的育儿要点

1

学"逗声"，练抬头，练迈步，练爬行，学走路，握摇铃，听音乐。

2

多和宝宝说话，给宝宝唱歌，多以微笑和丰富的表情与宝宝对视。

3

提供适量的视听刺激，让新生儿常听舒缓柔和的音乐声、玩具声和讲话声，常看会动的玩具和人脸，常看距离眼睛15～30厘米远的物体。

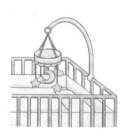

4

坚持母乳喂养，早接触、早吮吸、早开奶。

5

母子皮肤直接接触、早接触、多接触，多搂抱、多抚摸、多逗笑、多交流。

6

提供自然睡眠的条件，保持房间空气清新、温度适宜、光线柔和、洁净温馨。

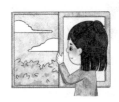

7

保持皮肤清洁与干燥，勤洗澡，勤换尿布和衣裤，预防尿布疹，护理脐带防感染。

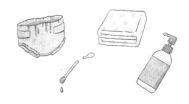

8

"翻译"宝宝哭声，满足宝宝的不同需求。

9

出生后接种卡介苗和乙肝疫苗，满月时接种第二剂乙肝疫苗。

（二）宝宝的衣着

1. 睡衣和睡袋

对于新生儿而言，没有必要区分白天与夜间穿的衣服，最适合的睡衣就是连体睡衣。最好选择下方有拉链的宽松睡衣，一方面方便新生儿活动，另一方面方便换尿布或尿不湿。如果天气比较冷，宝宝还是穿睡袋比较好，这样可以防止宝宝蹬被子，更加保暖。应使用较宽松柔软、下方开口的睡袋，便于换尿布。

2. 被褥

新生儿骨骼较柔软,如果褥子过软,会使得宝宝的脊柱长时间处于弯曲状态,引起脊柱变形。所以,新生儿的褥子不能太软。新生儿的被子应单独准备 1 ~ 2 套,大小要适宜,厚度要随季节和气温的变化而更换,不宜过重,重量不能超过 500 克,以免宝宝负重太多。被褥都要经常晾晒,达到消毒杀菌的效果。

3. 衣服

舒适、保暖、方便是宝宝衣服的基本要求。宝宝出生后,应当穿上舒适宽松的衣服,这样不仅可以保暖,而且便于活动,有利于生长发育。新生儿的衣服,特别是贴身的内衣内裤,应该选择较淡的颜色。宝宝的皮肤娇嫩,容易出汗,应当选择质地柔软、容易吸水、透气性好的衣服。衣服式样应简单、方便穿脱,上衣最好从前面开口,因宝宝的脖子较短,可做成无领或和尚领斜襟开衫,不用扣子,只用带子在身体的一边打结,这样不仅容易穿脱,而且可随着宝宝的逐渐长大而随意放松,一件衣服可穿较长的时间。

4. 尿布和尿不湿

一次一洗的尿布和一次一扔的尿不湿哪个更好呢?其实各有其优缺点,父母可以根据实际情况交替使用。宝宝白天不睡觉时,可以使用棉布尿布,一旦尿湿,及时更换。晚上可以使用尿不湿,可穿着的时间长,而且不容易浸透或漏出大小便,能保证宝宝充足的睡眠。

尿布与尿不湿 对比

尿布	尿不湿
应选择柔软、吸水性强、耐洗的棉织品。自己制作时，可选用浅色棉布或旧床单、旧衣物等。购买时应选择符合卫生要求的一次性尿布或尿片	应选择纯棉柔软、吸湿力强、透气良好的产品，减少宝宝屁股闷湿与摩擦；选购时要注意尿不湿的边缘是否柔软、尺寸是否合身、腰围与腿围是否有伸缩弹力
使用尿布时需注意清洁消毒。用肥皂清洗后，要用开水浸烫消毒，并在阳光下进行晾晒。不要为了防渗透，用橡胶布或塑料布包扎于尿布外	穿脱方便，不用清洗，穿戴稳定，不易遗漏，卫生安全，但价格相对尿布较贵，质量不一

❗ 换尿布的时间：喂奶前或睡醒后。喂奶后或睡眠时，即使宝宝尿了，也不要更换尿布，以免造成溢乳，或影响宝宝建立正常的睡眠周期。

5. 小枕头，大学问

别看宝宝的枕头小，学问可大着呢。

一般来说，宝宝的枕头长度应与其肩宽相等或稍宽些，宽度略比头长一点儿，高度约5厘米。枕套最好用棉布制作，以保证柔软、透气。枕芯应有一定的松软度，可选荞麦皮或蒲绒的，塑料泡沫枕芯透气性差，最好不用。质地太硬的枕头易使宝宝颅骨变形；弹性太大的枕头也不好，头部重量下压，半边头皮紧贴枕头，会使血流不畅。总之，为宝宝选择枕头的时候，要从高度、硬度、通风散热排汗等各方面综合考虑。

(三) 营养与喂养

1. 母乳喂养好处多

妈妈在怀孕的 9 个月中，已经为宝宝准备好了一种非人工所能比拟的特殊的混合营养物——母乳。母乳中含有丰富的乳蛋白、乳糖、不饱和脂肪酸和以钙为主的多种矿物质。母乳是一种活性物质，每一滴母乳中含有 100 万个白细胞，母乳中营养物质的完美组合让宝宝容易消化，可以填补宝宝免疫的空白，增强宝宝免疫力，减少细菌感染，使宝宝免受肺炎和腹泻等疾病的侵扰，也能减少宝宝患慢性病、肥胖症的风险，对预防糖尿病也有积极作用。母乳喂养不仅给宝宝提供了营养，对宝宝的健康有极大的好处，喂养时母子间的皮肤接触、目光交流和爱抚等，还可促进宝宝生长及脑部和智力的发育，同时加深妈妈和宝宝之间的感情，对宝宝的心理发育也有着良好的影响。研究表明，相对于配方奶喂养，母乳喂养的宝宝智商平均高出 10 分，并且这种优势和母乳喂养的时间呈正相关。母乳喂养对妈妈自身的健康也有很大的好处。分娩后反复喂奶，会刺激催产素的分泌，促使子宫很快复原。产奶的过程会消耗热量，有利于减去妈妈在孕期增加的体重。母乳喂养的妈妈在绝经前患乳腺癌的概率是非常小的。

2. 喂奶前的准备

在给宝宝哺乳之前，妈妈要先把手洗干净，然后用毛巾擦净乳头和乳晕，要有专门用来擦洗乳房的毛巾和水盆。妈妈的衣服也可以穿得宽松一些，这样既舒服，又方便喂奶。妈妈和宝宝的用品要分开使用，这样可以防止把疾病传染给宝宝。此外，如果母乳特别充足，可以准备一个吸奶器，孩子吃不完时，可以用吸奶器吸出剩余的乳汁，防止妈妈患乳腺炎。

3. 如何给宝宝喂奶

应该以什么样的姿势给宝宝喂奶？这是每一个新生儿的母亲都急于知道的。

喂哺可采取不同姿势，重要的是妈妈应该心情愉快、体位舒适和全身肌肉放松，这样才有益于乳汁的排出。

无论怎样抱宝宝，喂奶时宝宝的身体与妈妈的身体都应该相贴。宝宝的头与双肩朝向妈妈的乳房，嘴巴处于与乳头水平的位置。

喂奶的全过程应保持宝宝头和脖子略微伸展，这样可以避免宝宝的鼻子压在乳房上，影响呼吸，但也要防止宝宝的头部与脖子过度伸展，造成吞咽困难。

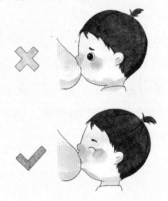

妈妈应将拇指和四指分别放在乳房上、下方，托起整个乳房哺乳。

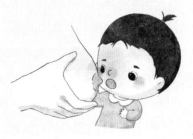

4. 妈妈的奶够宝宝吃吗

第一次当妈妈，会常常感到自己的乳汁不够宝宝吃，尤其是在宝宝哭闹的时候，你一定认为宝宝没有吃饱。

如何判断 乳汁是否充足

（1）在喂奶时，可以听到宝宝"咕噜咕噜"的吞咽声。

（2）喂奶之前感到乳房胀满，喂完奶后乳房变得松软。

（3）在哺乳的间隔期，宝宝感到满足，表情愉快。

（4）宝宝每天换尿布或尿不湿 6 次以上，大便每天 2 ~ 4 次。

（5）宝宝的体重每周增加 150 克左右。

5. 奶水少怎么办

年轻妈妈常常为奶水不够而感到焦虑不安。不用着急，先查明原因，才能对症下药。可能是喂奶次数不够、时间间隔太长，可能是喂奶姿势不对，也可能是妈妈的精神、情绪因素造成的。查明原因后，就需要及时调整，如让宝宝多次、有效地吮吸乳房，采用正确的喂奶姿势，妈妈也要注意休息，保持愉快心情，树立坚持母乳喂养的信心。

如果妈妈们确实乳量不足，也不要放弃母乳喂养，可在母乳喂养后，用配方奶补充。当然，对于母乳不足的情况，妈妈们也不用着急。蛋白质是乳汁的重要成分，要想有充足的乳汁，妈妈们必须摄入足够的蛋白质、维生素和矿物质，以及适量的脂肪。我国民间流传着许多催乳的小偏方，下面就为你介绍几种。

鲫鱼粥

【原料】

鲫鱼500克，大米200克。

【做法】

鲫鱼去鳞脏，切小块与白大米或小米一起煮粥。粥内少许盐，淡食。

花生炖猪蹄

【原料】

猪蹄2只，花生200克，红枣10个。

【做法】

猪蹄洗净，用刀划口。花生、盐巴、姜、黄酒适量，急火煮沸后，小火熬烂。

丝瓜鲫鱼豆腐汤

【原料】

活鲫鱼500克，丝瓜200克，豆腐100克。

【做法】

鲫鱼背上剖十字花刀，略煎，烹黄酒，加清水、姜等，小火炖20分钟。丝瓜切片、豆腐切块投入，旺火煮汤呈乳白后加盐，3分钟后起锅。

6. 溢奶和呛奶

母乳喂养的宝宝在1～2个月时经常会有吐奶的现象。吐奶常常是突然发生的，奶从嘴角流出而不是喷出，吐完奶后，孩子的脸上没有任何异常，这种吐奶一般属于"溢奶"，即习惯性吐奶。宝宝吐奶吐得多时，随时可能发生呛奶，即吐出的奶又随呼吸进入了呼吸道。宝宝的神经系统刚刚发育，一些反射还很薄弱，不能把呛入呼吸道的奶咯出，常因奶液对气道造成机械性阻塞而窒息。

婴儿的大脑细胞对氧气十分敏感，若停止供氧 5 分钟，即可死亡，所以，呛奶很可能引发婴儿猝死的悲剧。对常吐奶的宝宝，父母应多注意观察，并适当抬高床头，让宝宝侧卧。哺乳或喂奶时，应让头部略高，喂完奶后，把宝宝抱立起来，轻拍后背，直到打嗝后再放回床上。

（四）卫生与保健

1. 宝宝居室巧布置

新生儿居住的环境应该光线充足、通风良好，室内温度在 22 ～ 24 摄氏度，日夜温差不要太大。环境湿度一般应为 50% 左右，如果比较干燥，家长可以买一个加湿器放在宝宝房间。新生儿的居住环境还应该是丰富多彩的，可以在房间四周的墙壁上张贴一些色彩鲜艳的图画，最好是活泼可爱的儿童人物画、小动物画等，可以给宝宝提供良好的视觉刺激。

房间内可经常播放一些柔和、悦耳的音乐，以促进新生儿的听觉发育。在新生儿床的上方，15 ～ 20 厘米的高度处，悬挂一些色彩鲜艳并可发出声响的玩具，在新生儿清醒状态下，轻轻摇动玩具，他会不自主地随玩具的摇动而转动眼睛

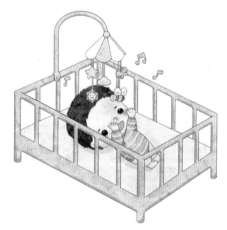

去看，这样既训练了视觉，又训练了听觉，对婴儿大脑的潜能开发也具有积极的作用。

2.怎样包孩子

一些老人喜欢用一个小包被将宝宝包起来，外面再用布带子将宝宝结结实实地捆起来，像一根蜡烛一样，俗称"蜡烛包"。"蜡烛包"不仅影响肺的发育，也影响宝宝的呼吸，同时会压迫腹部，影响胃和肠道的蠕动，使消化功能降低，从而影响食欲，使宝宝经常溢奶、吐奶。正确使用包被非常重要，方法也很多，例如使用较宽松柔软的睡袋，下方是开口的，便于换尿布，而且保暖。白天可以给新生儿穿上内衣、薄棉袄或毛线衣，再盖上棉被就可以了。对于特别容易惊醒的宝宝，可以用小包被包裹起来，但不可以太紧，这样可以使宝宝的睡眠更好一些。

3.怎样抱孩子

宝宝出生后几周内非常柔弱，很多父母不敢抱孩子，怕伤着孩子。其实宝宝比想象的结实得多，但需要格外小心的是宝宝挺不起来的小脑袋。宝宝在4周内不能控制自己的脑袋，所以抱起宝宝时一定要注意扶起宝宝的脑袋。一只手放在宝宝的脖子后面，支撑起宝宝的脑袋，另一只手放在宝宝的背和臀部，撑起下半身。用这样的方法抱起宝宝，可以方便地改变姿势。

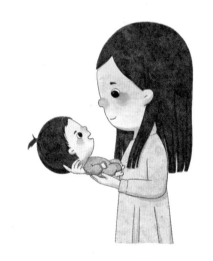

注意，抱孩子的动作一定要轻柔、平稳。

4.马牙

妈妈在给出生后 3 ~ 5 天的宝宝喂奶时，会发现宝宝牙床上或口腔顶部两侧有粟米状或米粒大小的白色颗粒，数目不定，看上去很像刚长出的小牙。其实，这并不是真正的牙齿，而是口腔内上皮细胞堆积形成的灰白色小颗粒，俗称"马牙"，又称"上皮珠"。它一般会随着进食和吸吮的摩擦而自行脱落，不需要进行任何处理。有些宝宝的马牙会持续 3 ~ 4 个月，一般也不需要特殊处理。

5.螳螂嘴

新生儿口腔内两颊处会堆积一小堆脂肪垫，俗称"螳螂嘴"，它的作用是帮宝宝吸吮奶汁。螳螂嘴和马牙一样，都属于正常现象，家长们不需要过分担心，也不需要做特殊处理，它们会随着新生儿的发育自行消失。

6.假月经和假白带

有些家长可能会发现，刚出生不久的女婴就出现了阴道流血的现象，有时还有白色分泌物自阴道口流出。为什么这么小的孩子就会出现这样的情况呢？是生理早熟吗？不要太担心，这是一种正常的生理现象。宝宝出生之前，在母体内受到雌激素的影响，阴道上皮增生，阴道分泌物增多，子宫内膜增生。出生以后，宝宝体内的雌激素水平明显下降，子宫内膜脱落，阴道就会流出少量血性分泌物和白色分泌物，这一般发生在出生后 3 ~ 7 天。持续一周左右，"假月经"和"假白带"就会消失，新手父母不必惊慌失措，也不需要对宝宝进行任何治疗。

（五）预防疾病

1. 新生儿窒息

刚出生的宝宝稍不留意就会窒息，窒息会导致宝宝缺氧，不及早发现还会危及宝宝的生命。如何判断宝宝的窒息程度呢？别着急，医学界为我们提供了阿氏评分法，来测评新生儿的窒息程度，它告诉我们要从皮肤颜色、心率（脉搏）、对刺激的反应（导管插鼻或拍打脚底）、肌肉张力和呼吸情况五个方面来观察孩子。

仔细看看下表就是我们常用的阿氏评分法。

阿氏（Apgar）评分法

体征	分数		
	0分	1分	2分
每分钟心率	0	少于100次	100次及以上
呼吸	0	浅慢，不规则	佳，哭声响
肌张力	松弛	四肢稍屈	四肢活动，屈曲
喉反射	无反射	有些动作	咳嗽、恶心
皮肤颜色	苍白/青紫	四肢青紫	全身红润

表中每一项的得分从 0 ~ 2 分不等，满分为 10 分。一般在新生儿出生后立即（1分钟内）评估一次，5分钟后再评估一次，必要时，10分钟及 1小时后再次评估。一般根据 1 分钟内的评分来判断新生儿是否有窒息情况的发生，如果评分为 8 分或 8 分以上，说明新生儿无窒息；4 ~ 7 分说明有轻度窒息，这时缺氧已较严重，应采取措施，如清理呼吸道、吸氧、人工呼吸等；0 ~ 3 分为重度缺氧，如果不及时抢救，新生儿会有生命危险。

2. 新生儿腹泻

腹泻俗称"拉肚子"，是出生不久的宝宝最常患的一种疾病。腹泻常常是因为细菌或病毒引起的肠炎，可出现黄绿色水样便，有酸味，每天可达十几次。饮食不当引起的腹泻，大便为蛋白汤样，每天也可达十几次。另外，也有一些类型的腹泻是服用某些药物或受凉等其他原因所引起的。治疗宝宝腹泻的最好办法是控制饮食，可以适当减少喂奶的量或次数，让消化道得到休息，以便恢复正常的消化功能；同时要让宝宝喝适量的糖水和盐水，以补充因腹泻而失去的水分和盐分。另外，可以让宝宝服用足够的维生素 C 和复合维生素 B 等药物，必要时也可以在医生的指导下服用止泻药物。

3. 新生儿发烧

宝宝发热时，不可随便使用退热药。若体温不超过 38℃，无须服药，但要注意观察。若室内太热或衣着过厚导致散热不良，应给室内通风换气，在通风时要给宝宝盖好被子，防止冷风直接吹到宝宝身上。

要保持室内温度稳定，一般来说，应保持在 20 ～ 24 摄氏度。冬天要维持在 25 ～ 28 摄氏度，湿度一般维持在 50% ～ 60%。

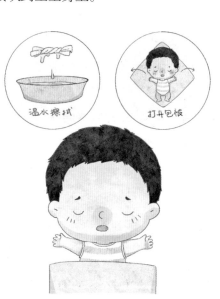

宝宝发热最有效的处理方法是敞包：敞开包被以增加散热，隔半个小时再测体温，降至正常再包回去。新生儿因为体温调节中枢不稳定，所以很容易受外界环境的影响，如果敞包还不能解决，可以用温水洗浴、温水擦拭的方法进行物理降

温。症状较轻时无须药物治疗，症状明显时以对症治疗为主，并注意休息，适当补充水分。家长要随时观察新生儿的生命体征及异常情况，以便病情恶化时及时去医院诊治。

4. 新生儿脐部护理

在宝宝出生以前，脐带是妈妈给胎儿供给营养和胎儿排泄废物的必经之道。宝宝出生后，脐带会在根部被结扎、剪断。脐带残端一般在生后 3 ~ 7 天脱落，因为脐带中的血管与新生儿血管相连，如果保护不好，会感染而发生脐炎，甚至导致败血症，危及生命，所以要精心护理。

宝宝的脐带脱落以后，父母应该仔细地观察伤面的变化，如果看到有液体分泌物流出，或有红肿表现，并且宝宝咳嗽和哭闹都很厉害，应怀疑是否出现脐部感染，要带宝宝及时到医院检查。脐带残端脱落后，还要继续用碘伏给新生儿脐部消毒，直到脐部完全干燥。脐环较大、腹部从脐中间向外突起，称为脐疝，男孩、女孩都会出现。正常的宝宝出生后，脐环会慢慢地闭合，并且纤维化；闭合不全的时候，宝宝就常常哭，腹内压升高，会导致脐环突出，形成脐疝，平躺时看不出来，但是当宝宝哭的时候就会出现。父母发现突起的包块变硬、宝宝哭闹不停时，要警惕脐疝嵌顿，应及时去医院检查。随着年龄增大，大多

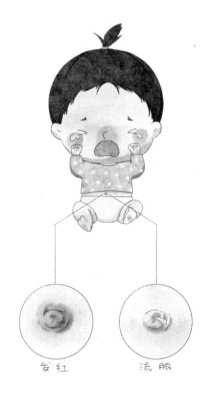

发红　　　流脓

数宝宝的脐疝会自己消失。如果脐疝越来越大，就需要带宝宝到医院做手术治疗了。

5. 新生儿肺炎

肺炎是新生儿时期最常见的肺部疾病，多数宝宝的呼吸道症状并不明显，有的宝宝甚至没有流鼻涕、咳嗽、气喘等症状，发热也不多见，因此不太容易和其他疾病区分。新生儿肺炎的主要表现包括：

呼吸快：肺炎患儿呼吸可增加到每分钟 60 次以上。

青紫：肺炎患儿可出现口周围青紫，重症患儿口唇、头面部和全身都出现青紫。

咳嗽：表现为吃奶时的呛咳、单声咳以及短暂的咳嗽。

口吐白沫。

发热：大部分肺炎患儿不发热，即使发热，也多为低热，持续时间多为 2 ～ 3 天，很少超过一周。

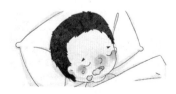

其他症状：不好好吃奶，精神不好，还会出现腹泻、呕吐等消化道症状。

新生儿肺炎原则上都应该住院治疗，病情稳定的轻症患儿也可以不住院，但是必须经过医生诊断，在医生的指导下治疗，同时要密切观察病情变化，一旦病情加重，应立即到医院就诊。

6. 新生儿败血症

新生儿败血症是危及宝宝生命的一种严重的感染性疾病。当宝宝精神不佳、不吃奶、体温不稳定，同时黄疸加重时，就要考虑宝宝是不是得了败血症。尤其当宝宝面色苍白或青紫、发热、哭闹不安、呼吸不规则，并伴有腹泻或惊厥时，说明病情已经很严重了，应该立即送到医院抽血检查。

为了防止宝宝得败血症，家长不要轻易去挤压宝宝的乳头或挑马牙，平时洗澡时要注意看看宝宝的皮肤有没有感染，如果发现异常，应立刻采取措施，千万不能耽误。

7. 新生儿硬肿症

新生儿硬肿症是指新生儿期由寒冷损伤、感染或早产等引起的皮肤和皮下脂肪变硬、水肿、全身反应低下的一种严重疾病，是新生儿死亡的重要原因之一。一般发生在宝宝的小腿、大腿外侧和臀部，其特点是皮肤发硬、不易捏起，触感像胶皮一样，并且伴有水肿，按下去会出现小窝窝。病情不太严重时，皮肤是鲜红色的，接着会出现暗红色。全身皮肤发凉，体温不升（低于 35 摄氏度），反应低下，不哭或哭声小，不动或少动，吸吮困难，严重者硬肿可发展到面部、上肢和躯干部，全身多器官功能受损，常并发肺炎或败血症，最终死于肺出血。

如何预防新生儿硬肿症的发生呢？对于冬季出生的婴儿应注意保暖，出生后应立即擦干羊水，用预暖的棉被包裹，产房及婴儿室温度不应低于 24 摄氏度。

宝宝得了硬肿症怎么办呢？关键的治疗措施是复温，可以采用温箱、温水浴、热水袋、电热毯、火炕等手段，但要防止烫伤，复温速度不能过快。最安全的办法是"袋鼠保温法"，即家长把宝宝抱在怀里，以体温直接温暖宝宝的身体。

8. 预防接种早知道

应根据《国家免疫规划疫苗儿童免疫程序及说明（2021 年版）》规定的接种程序与接种方法，为新生儿接种乙肝疫苗及卡介苗。接种乙肝疫苗是为了预防乙型肝炎，在宝宝出生后 24 小时内接种第一剂，1 个月后接种第二剂，6 个月时接种第三剂。接种卡介苗是为了预防结核病，在新生儿出生后 24 小时内进行接种。（详见程序表）

国家免疫规划疫苗儿童免疫程序表（2021年版）

可预防疾病	疫苗种类	接种途径	剂量	英文缩写	
乙型病毒性肝炎	乙肝疫苗	肌内注射	10 或 20μg	HepB	
结核病	卡介苗	皮内注射	0.1mL	BCG	
脊髓灰质炎	脊灰灭活疫苗	肌内注射	0.5mL	IPV	
	脊灰减毒活疫苗	口服	1 粒或 2 滴	bOPV	
百日咳、白喉、破伤风	百白破疫苗	肌内注射	0.5mL	DTaP	
	白破疫苗	肌内注射	0.5mL	DT	
麻疹、风疹、流行性腮腺炎	麻腮风疫苗	皮下注射	0.5mL	MMR	
流行性乙型脑炎	乙脑减毒活疫苗	皮下注射	0.5mL	JE-L	
	乙脑灭活疫苗	肌内注射	0.5mL	JE-I	
流行性脑脊髓膜炎	A 群流脑多糖疫苗	皮下注射	0.5mL	MPSV-A	
	A 群 C 群流脑多糖疫苗	皮下注射	0.5mL	MPSV-AC	
甲型病毒性肝炎	甲肝减毒活疫苗	皮下注射	0.5 或 1.0mL	HepA-L	
	甲肝灭活疫苗	肌内注射	0.5mL	HepA-I	

| 接种年龄 | | | | | | | | | | | | | | |
出生时	1月	2月	3月	4月	5月	6月	8月	9月	18月	2岁	3岁	4岁	5岁	6岁
1	2					3								
1														
		1	2											
				3								4		
			1	2	3				4					
														5
							1		2					
							1			2				
							1、2			3				4
						1		2						
												3		4
									1					
									1	2				

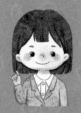

三、第 1 个月婴儿的学习与教育指南

（一）动作学习与教育

1. 抬抬头

● **目的：**练习抬头，锻炼头颈部力量，发展宝宝的动作技能。

出生 1 个月后，宝宝已经能把头短时间地抬起来了。训练宝宝抬头，要在宝宝清醒、空腹的情况下，即喂奶前 1 小时进行，床面应平坦、舒适，让宝宝两臂屈曲于胸前方俯卧在床上。家长将宝宝的头转到正中，手拿色彩鲜艳、有响声的玩具在前面逗引："宝宝，漂亮的玩具在这里。"使其努力抬头。同时家长可以把玩具从宝宝的眼前慢慢移动到头部的左边，再慢慢地移到宝宝头部的右边，让宝宝随着玩具的方向转头。每次训练自 30 秒钟开始逐渐延长，每天练习 3 ~ 4 次，每次俯卧时间最好不要超过 2 分钟。

除了训练俯卧抬头外，平时每次喂完奶后，家长还可以把宝宝抱在胸前，和他面对面，利用身体自然倾斜的角度，让宝宝抬起头来。

2. 拉腕坐起

● **目的：**锻炼宝宝控制头部的能力。

当宝宝仰卧的时候，家长站在宝宝脚前的位置，面对宝宝，先弯下腰，对宝宝微笑、说话，直到宝宝看到你的脸。这个时候，用你的大手握住宝宝的两只小手腕，将宝宝拉坐起来。当你把宝宝拉坐起来的时候，宝宝的头可以自己竖直大约 2 秒钟。

3. 踏步走

● **目的：** 练习跨步，锻炼宝宝的腿部肌肉。

托住宝宝的腋下，用两个大拇指控制好头部，让宝宝光脚板接触硬的床面或桌面，宝宝就会做出踏步的动作。每次练习不要超过 2 分钟。

4. 抓握小手

● **目的：** 发展宝宝的抓握能力，促进宝宝手的动作发展。

方法一：解开宝宝袋，把宝宝平放在床上，让他自由挥动小拳头，看自己的手、玩耍或吸吮。

方法二：经常抚摩宝宝的小手，并将哗铃棒的小棒（或拨浪鼓的柄）放入宝宝的手心，宝宝会马上抓住小棒。家长可以用手握住宝宝的小手，帮助他坚持握紧的动作，也可以让宝宝学习抓住父母的手指。

5. 给宝宝按摩

● **目的：** 促进婴儿神经系统的发育，建立良好的亲子关系。

用双手轻轻地抚摩宝宝的身体，从上到下，从中间到两边，再从上到下按摩宝宝的胳膊和腿，然后是手和脚，最后搓搓宝宝的手心和脚心，来回抚摩上几次。整个过程需要 2 ~ 3 分钟，会让宝宝感到全身舒展。

6. 宝宝健身操

● **目的：** 帮助宝宝活动身体，发展运动能力。

出生 1 个月后，家长可以帮助宝宝做操，宝宝健身操共有 8 节。这对宝宝的成长发育非常有好处。如何给宝宝做操呢？

第一节：准备活动

（1）音乐和口令。

（2）让宝宝全身放松。

（3）抚摩宝宝的全身。

（4）握住宝宝的手腕，让宝宝握成人的拇指。

第二节：两臂胸前交叉

（1）两臂左右分开平展。

（2）两臂胸前交叉。

第三节：上肢伸屈运动

（1）左臂肘关节屈曲。

（2）伸直还原（左右轮流做，重复两个8拍）。

第四节：下肢伸屈运动

（1）仰卧，两腿伸直，成人两手握住宝宝踝部。

（2）双膝关节屈曲，膝缩近腹部，而后伸直还原。

（3）左右两腿分别伸屈。

第五节：两腿伸直上举

（1）同第四节（1）。

（2）两腿伸直上举，与腹部成直角（臀部不离开床面），还原（重复两个8拍）。

第六节：整理活动

（1）全身放松。

（2）按摩全身。

第七节：蹦蹦跳跳运动

（1）成人与宝宝面对面站立，双手扶住宝宝腋下。

（2）扶宝宝在床上蹦蹦跳跳。

（3）还原。

第八节：整理放松

（1）随音乐节拍俯卧。

（2）全身放松。

（3）轻轻抚摩宝宝。

（二）语言学习与教育

新生儿嘴巴小、舌头大，为防窒息，喉头在喉咙上方。虽然新生儿由于这些生理发育的原因，没有办法开口说话，只能通过哭叫的方式来表达自己的感受与需要，但哭本身就是一种语言。家长们切记，不能认为宝宝什么都不懂就不和他说话了，其实宝宝一直都在认真地听。

1. 说悄悄话

● **目的**：通过温柔的语调，培养宝宝对语言的感知能力，增进亲子之间的感情。

● **方法**：当宝宝吃完奶或睡醒时，当你抱着宝宝时，或者当他躺在小床上时，你（爸爸或妈妈）都可以伏在他的耳旁轻声地、温柔地和他说话："宝宝好乖。""妈妈爱宝宝。""爸爸上班回来了。""你今天想爸爸了吗？"

2. 逗引发声

● **目的**：刺激发声，培养快乐情绪。

面对宝宝，使他能看见口型，用亲切温柔的声音，试着对他发单个韵母 a（啊）、o（喔）、u（呜）、e（鹅）的音，逗着孩子笑一笑、玩一会儿，以刺激他发出声音。快乐情绪是发声的动力。

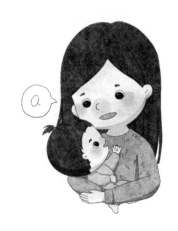

在宝宝精神愉快的状态下，拿一些带响、能动、鲜红色的玩具，边摇晃边逗他玩，或与他说话，或用手胳肢胸脯，他将报以愉快的应答——微笑。

微笑看着宝宝，模仿他的发音，要等他说完"一句话"后再模仿，声调要有高有低。交谈越多，宝宝与你咿呀说话的机会也越多。抓住一切机会倾听宝宝说话，与他对话。

但家长要注意的是，不要碰宝宝的脸蛋或身体来引出这一反应。

3. 用哭止哭

• **目的**：利用哭的契机，让宝宝练习发声。

• **方法**：在宝宝哭过以后，父母发出与宝宝哭声相同的声音。这时宝宝会试着再发声，几个来回后，宝宝会喜欢上这种游戏似的发声，渐渐就学会了叫而不是哭。这时父母可以把口张大一点儿，用"啊"来代替哭声，诱导宝宝对答，渐渐地，宝宝就会发出第一个元音了。如果宝宝无意中发出了另一个元音，无论是"噢"还是"咿"，家长都应以肯定、赞扬的语气，用对答给予巩固强化。

4. 妈妈的歌谣

• **目的**：让宝宝在动作配合中听简单的歌谣，刺激语言接受系统。

把宝宝抱坐在膝盖上，托住宝宝的背部，边有节奏地前后摇晃，边念歌谣，比如"摇啊摇，摇啊摇，摇到外婆桥，外婆叫我好宝宝，给我吃糖糖"。

小豆豆

小豆豆，精豆豆，

你是妈妈的好宝宝。

逗虫虫

逗虫虫，咬手手，

吃粑粑，烫口口。

一二三

一二三，吃果果，

四五六，长个个。

喝牛奶

小宝宝，喝牛奶。

喝了牛奶身体棒。

（三）认知学习与教育

1. 五颜六色的物体

● **目的**：刺激宝宝的视觉。

宝宝出生两三个星期后，可以给他买一些五颜六色的布制小鸭子、小熊、小狗、小象等玩具，把它们摆放在宝宝的四周，时常移动玩具给宝宝看。

也可以在床的上方挂上五颜六色的气球，当宝宝躺在床上的时候，把气球放到宝宝视线以内的地方，左右晃动气球，引起宝宝的注意，宝宝的眼睛就会随着气球的飘动而移动。

2. 给宝宝唱歌

● **目的**：让宝宝感受与人和音乐的交流。

当宝宝醒来的时候，妈妈可以用音乐般悦耳的声音和他讲话，用柔和的、充满爱意的音调唱歌给他听。这可以使宝宝停止哭泣吵闹，变得平静。妈妈们不用担心自己唱不准音调，宝宝才不在乎呢！他就是喜欢妈妈的声音和妈妈对他的注意。

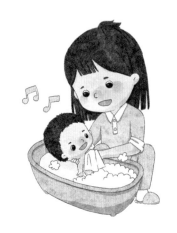

当你给宝宝喂饭、换尿布或是洗澡的时候，为他唱唱歌或哼哼曲调。当宝宝对着你微笑和"咕咕"叫的时候，你也要回他一个微笑。

（四）情绪和社会交往的学习与教育

1. 看妈妈的脸

●**目的**：让宝宝认识父母，培养亲子之间良好的情感。

当妈妈喂完奶时，别忙着把小宝宝放到床上去，微笑地看着宝宝，让他注视你的眼睛，轻声地叫宝宝的名字，告诉宝宝你有多么爱他，当宝宝对你微笑时，你也对着他微笑。当然，爸爸也应该常常对着宝宝微笑、说话。

2. 无言的交流

●**目的**：密切宝宝与父母之间的感情交流。

在宝宝情绪好的时候，父母和宝宝面对面，相距约 20 厘米，宝宝会紧盯着父母的脸和眼睛。当两个人的目光碰在一起时，父母可以和宝宝对视，并进行无声的交流，即做出多种面部表情，如张嘴、伸舌、鼓腮、微笑等。

（五）生活自理能力培养

1.培养宝宝良好的睡眠习惯

从出生开始就培养宝宝良好的睡眠习惯是一件非常重要的事情。宝宝睡得好，就会好好吃奶，情绪也会好。孩子好带好养，家长就省心多了。而良好睡眠习惯的培养和家长的育儿方式有很大的关系。

2.让宝宝单独睡

许多家长为了方便照顾宝宝，让宝宝和自己睡在一张床上，这对宝宝的生理和心理健康都是非常不利的。宝宝一出生，从医院回到家里，就应该让宝宝独立地睡小床。如果你担心这样照顾宝宝不方便，那你可以把小床并到大床的旁边。

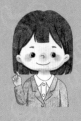

四、给爸爸妈妈的建议

（一）0～1个月新生儿的教养建议

爱你的宝宝，并且要有足够的耐心，照顾好宝宝的身体，满足他的一切生理需要，让宝宝在舒服、惬意的吃、喝、拉、撒、睡中，感受到最初的爱和温暖，这是最好、最要紧的早期教育。

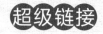

"乐"促生长

研究发现，父母能用歌声和音乐与婴儿很好地交流，相较于对婴儿说话，唱歌能让婴儿的视觉注意力更强、动作更少，注意力持续时间也更长。在早产儿身上，更能体现音乐的作用。在新生儿重症监护室里唱歌和播放音乐，有助于让婴儿不乱动、消耗更少热量、更平静，还能帮助婴儿更好地进食，有助于热量摄入和体重增加，能让他们更早出院。

因此，父母可以通过音乐和歌声与宝宝进行互动，多对宝宝唱歌，多放音乐给宝宝听。

在条件允许的情况下，尽可能为宝宝创造温馨、多彩、丰富的生活环境。在宝宝目光所及的地方装点和谐、鲜艳的色彩和形象，丰富感官刺激；给孩子听一些轻柔的音乐和歌曲，对孩子说话、唱歌的声音都要悦耳。

皮肤是婴幼儿感知外部世界和认识亲人最好的感觉器官，因此家长要尽量多拥抱和抚摸宝宝。

（二）教爸爸妈妈一招

1. 怎样观察大小便

出生后 12 个小时内，大多数宝宝会开始排出粪便，即"胎粪"，颜色为深绿色、棕黑色或黑色，呈黏糊状，无臭味。胎粪一般在 3 ~ 4 天内排尽。之后随着接受母乳喂养，宝宝的粪便颜色会逐渐变淡，转为正常的黄色。如果宝宝出生 24 小时后不见胎粪排出，应对宝宝进行检查，看看有无肛门、腹部膨隆和包块等，以确定是否有消化道的先天异常。

多数新生儿出生后第一天就开始排尿，但尿量较少，全天一般只有 10 ~ 30 毫升；小便次数开始也较少，第一天只有 2 ~ 3 次；尿色开始较深，一般呈黄色。之后随着开始喂奶，新生儿摄入的水分逐渐增加，小便总量逐天增加，每天小便次数也逐步增多，到生后一周，小便次数可增至每天 10 ~ 30 次，小便颜色也逐渐变淡。

2. 给宝宝洗澡的学问

每天给宝宝洗澡，除提供清洁和舒适外，还可增进父母和宝宝之间的亲密关系。洗澡的时间最好在喂奶前半小时或喂奶后一小时，可避免婴儿吐奶。选在一天中气温较高的时段（上午 10 点至下午 2 点左右），室内温度在 26 ~ 29 摄氏度，水的温度在 37.5 ~ 39 摄氏度。一定要先放冷水再放热水，然后用手腕内侧测试，感觉不烫即可给宝宝洗澡，时间以 5 ~ 10 分钟为宜。在给宝宝洗澡时，要防止洗澡水进入耳朵，还可以一边念儿歌一边洗。（洗澡歌："娃娃洗澡澡，肥皂变泡泡，泡泡散开喽，娃娃干净喽。"）

3. 学会辨别宝宝的哭

哭是宝宝表达需要和情绪的唯一方式，无论是饿了、冷了，还是尿湿了、生病不舒服了，都用哭声来表示。细心的父母一定要学会分辨，以满足宝宝的需要。宝宝哭一般有以下几种原因：

（1）**饿的哭**。哭声洪亮，哭时头来回动，嘴不停地寻找，并做出吸吮的动作。

（2）**冷的哭**。哭声会减弱，并且面色苍白，手脚冰冷，身体紧缩。

（3）**热的哭**。满脸通红，满头是汗，一摸身上湿湿的，被窝很热。

（4）**突然大哭**。宝宝睡得好好的，突然大哭，好像很委屈，打开包被会发现，原来是尿布湿了。可是有时尿布没湿，他也在大哭，那可能是做梦了，或者睡姿不舒服了。拍拍宝宝，或者给他换个睡觉姿势，宝宝就安稳了。

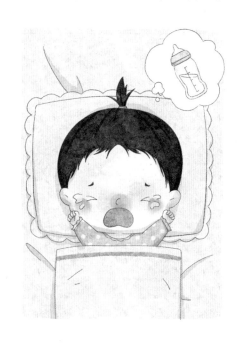

（5）**寻求爱抚的哭**。哼哼叽叽，只要妈妈不抱起，哭声就不停止。此时，妈妈不要立即将宝宝抱起，可以看着宝宝，并轻轻地和他说话，把手放在宝宝胸部，轻轻摇动宝宝的身体。

（6）**身体不舒服的哭**。如果宝宝哭闹不止，或哭声尖锐，应仔细检查宝宝的全身，发现异常立即就医。

4. 怎样对付"夜哭郎"

"夜哭郎"通常是指饮食正常、大小便正常、精神状况良好、白天睡眠也好，可一到晚上就会哭闹不止，搞得全家人疲惫不堪、邻里不得安宁的宝宝。这种现象就是习惯性夜间哭闹。

宝宝白天睡眠也好，可一到晚上就会哭闹不止，搞得全家人疲惫不堪，如何对付"夜哭郎"？

无论白天或夜晚，只要是宝宝想要睡觉时，就将其放在床上，使他睡前的唯一记忆是床，而不是父母的怀抱。

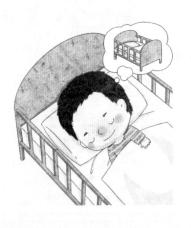

深夜与宝宝接触的时间要尽可能短，晚上10点至清晨6点，若婴儿哭闹超过5分钟，父母可以看一看，但时间不要超过1分钟，不要开大灯，更不要逗宝宝玩。

要想真正改掉宝宝夜间哭闹的习惯，必须坚持数天，不要因为孩子哭就心疼，若不能坚持，则前功尽弃。

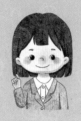

五、宝宝成长档案

下面是 0 ~ 1 个月新生儿的生长发育指标和心理发展指标，请家长认真读一读，并仔细测量孩子的各项发育指标，观察孩子的行为表现，记录在表格右侧，以帮助你了解孩子的发育是否在正常范围。

第1个月 婴儿的生长发育指标

发育指标	1月龄平均标准				记录	
	男孩		女孩			
	出生	满月	出生	满月	出生	满月
身高／厘米	51.2	55.1	50.3	54.1		
体重／千克	3.5	4.6	3.3	4.3		
头围／厘米	34.3	37.0	33.9	36.3		
胸围／厘米	33.3	38.1	33.1	37.2		
睡眠／（小时／天）	18 ~ 20					
大便／（次数／天）	2 ~ 3					
前囟	出生时为 1.5 ~ 2.0 厘米，一般不超过 2.5 厘米					

第1个月 婴儿的心理发展指标

分类	项目	指标	记录
动作	抬头	新生儿面部朝下，会表现出抬头反应，头可以从一边转向另一边	第__月，第__天
	扶坐	双手扶小儿上臂外侧，头竖直2秒以上	第__月，第__天
	踢腿	常常用力踢腿、活动四肢	第__月，第__天
	抓握	吸吮、握拳等无条件反射完善	第__月，第__天
感知觉	视觉	目光能追随距眼睛20厘米左右的物体	第__月，第__天
	听觉	与陌生人的声音相比，更喜欢妈妈的声音	第__月，第__天
		听到轻音乐或人的说话声时会安静下来	第__月，第__天
	嗅觉	对气味有感觉，闻到难闻的气味会转开头	第__月，第__天
	味觉	能分辨味道，喜欢甜味	第__月，第__天
语言	表达	能发出细小的喉音，有不同的哭声	第__月，第__天
	理解	对周围的说话声，特别是音量较高的声音敏感	第__月，第__天
情感与社会性	情感	喜欢被抱起来，满月左右逗引时会微笑	第__月，第__天
	社会性	喜欢看人脸，哭闹时听到看护者的呼唤能安静	第__月，第__天

如果婴儿的发育情况与上述指标有些出入，也不要着急，因为婴儿的发育受多种因素影响，有明显的个体差异。如果婴儿出现以下现象，就需要及时就医，查明原因，采取措施：

1. 对大的声音没反应；

2. 对强烈光线没反应；

3. 身高、体重不增长。

宝宝成长日记

● 在这里记下宝宝的成长故事：

贴上
宝宝的照片

Chapter **2**

第 2 个月

- 第 2 个月婴儿的发展特点
- 第 2 个月婴儿的养育指南
- 第 2 个月婴儿的学习与教育指南
- 给爸爸妈妈的建议
- 宝宝成长档案

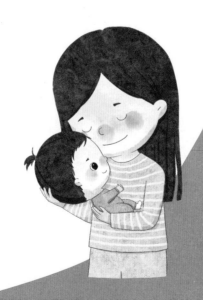

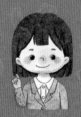

一、第2个月婴儿的发展特点

（一）生长发育特点

1. 身高和体重

如果营养充分、喂养得当，第2个月起便迎来儿童体格发育迅速增长的时期。到第2个月时，男孩身长平均为59.0厘米，体重平均为5.8千克；女孩身长平均为57.7厘米，体重平均为5.4千克。

发育指标	男孩	女孩
平均身高／厘米	59.0	57.7
平均体重／千克	5.8	5.4

2. 头围和胸围

到第2个月时，男孩头围平均为39.1厘米，胸围平均为40.3厘米；女孩第2个月时，头围平均为38.2厘米，胸围平均为39.3厘米。

发育指标	男孩	女孩
平均头围 / 厘米	39.1	38.2
平均胸围 / 厘米	40.3	39.3

（二）心理发展特点

　　顺利度过新生儿期的宝宝，各方面都有了很大的进步。当宝宝仰卧时，大人稍拉其手，他的头在完全后仰前可以自己稍用力；双手从握拳姿势逐渐松开，如果给他小玩具，可无意识地抓握片刻；要给他喂奶时，他会立即做出吸吮动作；会用小脚踢东西。

　　在有人逗他时，宝宝会发笑，并能发出"啊""呀"的语声。如果发起脾气来，哭声也会比1月龄的时候大得多。这些特殊的语言是孩子与大人情感交流的方式，也是他们意志的一种表达方式，家长应及时做出回应。

　　当听到有人与他讲话或有声响时，孩子会认真地听，并能发出咕咕的应和声，会用眼睛追随走来走去的人。如果宝宝满2个月时仍不会笑，目光呆滞，对背后传来的声音没有反应，应该检查一下孩子的智力、视觉或听觉是否发育正常。

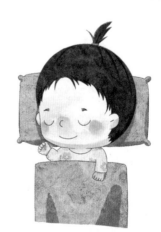

　　2月龄宝宝的睡眠比1月龄时要短些，一般在每天18小时左右。白天一般睡3～4觉，每次睡1.5～2小时，夜晚睡10～12小时，比1月龄时持续时间长。白天睡醒一觉后可持续活动1.5～2小时。

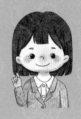

二、第 2 个月婴儿的养育指南

（一）第 2 个月婴儿的育儿要点

- 俯卧抬头，每天至少 2 次，每次半小时以上。
- 给宝宝提供便于抓握、有声响、色彩鲜艳、卫生安全的玩具，逗引宝宝练习抬头、转头、头竖直、目光追踪、抓握、蹬腿等动作；尝试练习拉腕坐起。
- 丰富感觉学习内容，多抚摸宝宝，多与宝宝进行目光交流。

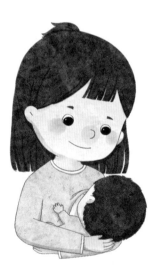

- 用亲切温柔的声音逗引孩子自然发出单个韵母 a、o、u、e 等，或其他应答音。
- 以张口、吐舌等各种表情和不同语调的声音逗引孩子，使之逐渐学会模仿微笑等面部表情。
- 坚持母乳喂养，预防肥胖症。
- 喂奶后让宝宝靠在成人肩上，轻拍背至打嗝，以免溢奶；做轻柔活动，不宜马上入睡。睡前不过分逗引孩子，养成有规律的哺乳和睡眠。
- 坚持户外运动，坚持三浴（日光浴、空气浴、水浴）锻炼，做婴儿体操。
- 继续大小便的训练。
- 服用小儿麻痹糖丸。

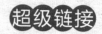

超级链接

亲子互动

第二次世界大战后，一些失去了父母的婴儿被放在孤儿院照看。尽管孤儿院可以保障孩子的营养和良好的医疗卫生条件，但由于工作人员少，这些孩子大多数时间只是被放在婴儿床上，很少有人去抱他们或逗他们玩。

故事的结局是令人悲伤的，这些婴儿的健康状况变得比一般婴儿更差，更容易生病，而且夭折率很高。所以，妈妈与婴儿的情感互动对孩子心理的健康成长至关重要。

（二）营养与喂养

1. 混合喂养的小窍门

混合喂养是指妈妈的奶水不够或因工作原因白天不能哺乳，需要加用其他乳品或代乳品的一种喂养方法。它虽然比不上纯母乳喂养，但还是优于人工喂养，尤其是在产后的几天内，若母乳不足，可适时采用此方法。

混合喂养时，应每天按时母乳喂养，一般不少于 3 次，再喂其他乳品，这样可以保持母乳分泌，喂奶量也较易掌握。每次哺乳时间不应超过 10 分钟，注意观察婴儿能否坚持到下次喂养。

2. 宝宝不喝牛奶怎么办

母乳不够或者没有奶水的年轻妈妈们常选择用牛奶喂养自己的小宝宝。但是，两个月大的宝宝很容易因为喝过量的牛奶而出现无法消化的问题。如果某一天宝宝即使在饿的时候也不喝牛奶了，强迫他喝进去的牛奶也会吐出来，又哭又闹，爸爸妈妈也不用着急。

其实，只要降低牛奶的浓度和温度，或者在两三天里用果汁、婴儿米粉等代替牛奶，让宝宝的消化系统休息一下，宝宝就会继续喝牛奶的。

（三）卫生保健

1. 颜色深红的"怪东西"——草莓痣

一个月大的宝宝乳房上可能会长出一颗深红色的痣，而且越长越大，甚至会突出。这是怎么回事？原来，那个颜色深红、凸出的"怪东西"是微血管扩张所引起的血管肿大，因为颜色和形状都像草莓，所以人们把它叫作"草莓痣"，一般在宝宝出生后第20天左右开始出现，并慢慢长大。4～6个月是草莓痣的成长期，之后就进入消退期，会慢慢地缩小。草莓痣一般不需要特殊的治疗，但是如果长在宝宝的眼睛上面，影响视力，就必须进行治疗了。

2. 宝宝流鼻涕怎么办

宝宝流鼻涕最简单的应对方法有：用温的毛巾在宝宝鼻子上热敷一会儿，鼻涕就会减少；先用棉签沾上生理盐水，把宝宝的鼻孔清理一下，然后放上吸鼻器，把宝宝鼻腔里面的鼻屎吸出来；如鼻塞流涕，则应咨询儿科医生进行治疗。

3. 增强宝宝体质的天然良方——"三浴"锻炼

空气、阳光和水，就是增强宝宝体质的天然良方。

（1）空气浴：在天气好的时候，可以带宝宝到户外呼吸新鲜空气。户外活动时间的长短取决于气温的高低。如冬季时，宝宝在外面停留的时间可以由短到长。当天气变化太大、过热或过冷的时候，就应该避免外出或者减少宝宝到户外活动的时间。

（2）日光浴：阳光是万物生长的源泉，合理地晒太阳可以帮助宝宝骨骼的发育。在阳光灿烂的日子，可以把宝宝放在小推车里晒晒太阳，但时间不能太长，而且太阳光不能太强烈，更不能让阳光直射到宝宝的眼睛。

（3）水浴：宝宝出生几周以后（脐带脱落，伤面愈合以后），我们就可以把宝宝洗澡水的温度适当调低一点儿，维持在 37 ~ 37.5 摄氏度，洗澡时间应为 7 ~ 12 分钟。每次洗完澡后，可以用偏凉的水（33 ~ 35 摄氏度）冲洗宝宝，洗完以后，立即擦干宝宝的身体，并用被单或毛巾将宝宝包裹起来。

4. 千万别给宝宝戴手套

为了防止宝宝抓脸或吃手，有些家长会给宝宝戴上手套，但这样做弊多利少。手的乱抓等不协调活动是精细动作能力的发展过程。宝宝通过吃手，进而学会抓握玩具、吃玩具，这种探索是心理和行为能力发展的初级阶段，是一种认识过程，也是一种自我满足行为。如果给宝宝戴上了手套，就会妨碍宝宝口腔认知和手的动作能力的发展。所以，父母应及时清洗宝宝的小手，勤给宝宝剪指甲，鼓励宝宝尽情玩耍双手，从而促进宝宝手部动作和自我意识的发展。

5. 宝宝的指甲需要剪吗

宝宝指甲长时一定要剪，因为指甲下容易藏污纳垢，成为多种疾病的传播源。长指甲还容易折断，甚至伤到宝宝的手指头。如果感觉皮肤痒或有其他不适，宝宝就会用手抓，如果指甲长，就很容易抓破自己娇嫩的皮肤。

定期为宝宝剪指甲，不仅有助于保持皮肤清洁，也有助于防止病从口入。父母在为宝宝剪指甲时应当十分小心，以免剪伤宝宝的手指，另外还得注意不要将指甲剪得过短，因为宝宝会因此感到疼痛，或活动时磨损指部皮肤。

6. 预防宝宝睡偏了头

宝宝出生后，头颅都是正常对称的，但由于婴幼儿时期骨质密度低，骨骼发育又快，所以在发育过程中极易受外界条件的影响。如果总把宝宝的头侧向一边，受压一侧的枕骨就会变得扁平，出现头颅不对称的现象。

宝宝每天的睡眠为 18 ～ 20 小时；1 ～ 3 个月时，睡眠时间为 16 ～ 18 个小时；3 ～ 6 个月时，睡眠时间为 12 ～ 15 个小时；6 个月以上，睡眠时间为 10 ～ 12 个小时。因此，为预防小儿睡偏头，首先是要注意宝宝睡眠时的头部位置，保持枕部两侧受力均匀。另外，宝宝睡觉时会习惯于面向妈妈，为不影响宝宝颅骨发育，妈妈应该经常和孩子调换睡觉位置，这样，宝宝就不会把头转向固定的一侧了。

7. 保护宝宝的眼睛

宝宝的眼睛要从小就开始注意保护。如何保护宝宝的眼睛呢？

不要用闪光灯给宝宝照相，如果想给宝宝留影纪念，可以在自然光下拍照。

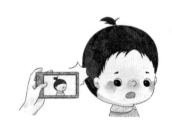

宝宝房间的灯光不要太亮，以免刺激、伤害宝宝的眼睛。

宝宝的毛巾和脸盆要与大人的分开，以免传染沙眼等眼部疾病。

为了防止引起斜视（斗鸡眼），电灯或玩具不要悬挂在离宝宝太近的一侧，要经常更换位置。

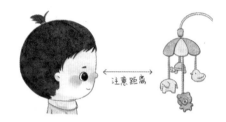

注意距离

（四）预防疾病

1. 宝宝嘴巴里的白泡泡——鹅口疮

如果发现宝宝的口腔内有白色凝乳状物附着于两侧颊黏膜、唇黏膜、舌或上腭，不易擦掉，擦掉后下面呈红色浅表溃疡，这就是鹅口疮。发现宝宝嘴巴里长鹅口疮后，应在儿科医生指导下进行治疗及护理。

2. 颈部或腋下糜烂怎么办

小宝宝皮肤细嫩，颈部、腋下、大腿、腋窝等皮肤褶皱处通风有限，而被温热刺激、相贴的皮肤之间相互摩擦，容易造成局部先出现充血性红斑，之后表皮糜烂，甚至出现渗液或化脓，有臭味，但糜烂面往往不再扩大至暴露在外的皮肤。宝宝常因此哭闹不安，吃奶不香。

家长应注意宝宝皮肤褶皱处的清洁护理，肥胖或皮肤褶皱深的孩子尤其要注意清洗，并且用柔软的干毛巾将水分吸干，只要保持通风和干燥，就会很快痊愈。还可以扑些婴儿专用的爽身粉，注意扑粉不宜过多，否则易遇湿结块，更刺激皮肤，不利于康复。一旦发生颈部或腋下糜烂，可用 4% 硼酸液湿敷，或用含有硼酸的氧化锌糊剂外涂，最好是到儿童医院就诊，避免感染。

3. 预防接种

家长应按照《国家免疫规划疫苗儿童免疫程序及说明（2021 年版）》规定的接种程序与接种方法，带孩子进行脊髓灰质炎疫苗接种。

脊髓灰质炎疫苗分为注射型（灭活疫苗）和口服型（减毒活疫苗），用于预防脊髓灰质炎，也就是常说的小儿麻痹。共需接种四剂，2 月龄和 3 月龄时各接种一剂 IPV（针剂），4 月龄和 4 周岁时各接种一剂 bOPV（糖丸或口服滴剂）。

● **注意**：如果接种自费五联疫苗，则无须单独接种脊髓灰质炎疫苗。

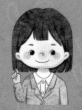

三、第 2 个月婴儿的学习与教育指南

（一）动作学习与教育

1. 转头练习

● **目的**：锻炼宝宝的颈部力量，同时训练宝宝的听觉能力。

宝宝的头部渐渐可以竖直了，吃奶后竖抱拍背时，也不再把头紧紧地贴在妈妈肩上了。这时你可以和他玩转头的游戏。妈妈竖抱孩子，爸爸或其他人站在妈妈背后，一边叫着孩子的名字，一边从左边或右边探出头来。孩子听到声音会转头去寻找叫他的人，这时要让他找到你，给他一个笑脸，并亲亲他，让他感到这是一件好玩的事，他就会愿意反反复复地找你。多玩几次之后可增加一些难度，妈妈的身体也可以原地旋转，让孩子不能一下子就找到叫他的人，这样就可增加一些趣味性。三个人的游戏会让全家人身心愉悦，其乐融融。

2. 抓一抓

● **目的**：训练宝宝手的抓握能力。

可以把毛线、橡皮或皮等质地不同的旧手套洗净，塞入泡沫塑料，用松紧带吊在婴儿床上方其小手能够得着处。父母可以帮助宝宝够握到吊起的手套，或者让宝宝触摸不同质地的玩具。

3. 踢踢腿

●**目的：**锻炼宝宝大肌肉活动能力。

用松紧带在床栏上吊个响铃，另一头系在宝宝的任意一只手腕上。父母先拉动松紧带，使响铃发出声音，宝宝会全身使劲摇动松紧带使铃作响，之后会学会只动一只手腕就将铃摇响。1～2天后，可将松紧带绑在宝宝任意一只脚踝上，宝宝经过多次尝试，也能只动一只脚踝就使响铃发出声响。

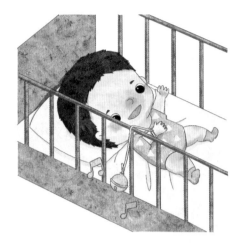

注意，当父母离开时，一定要解开拴住的松紧带，以免宝宝在活动时绳子缠住肢体而发生意外。

4. 宝宝保健操

●**目的：**锻炼宝宝的颈肌和胸背部肌肉，增大肺活量，促进血液循环，有利于呼吸道疾病的预防。

屈腿运动：两手分别握住宝宝的两只脚腕，使宝宝两腿伸直，然后让宝宝的两腿同时屈曲，使膝关节尽量靠近腹部；连续重复3次。

俯卧运动：使宝宝呈俯卧姿态，两手臂朝前，不要压在身下。家长站在宝宝前面，用玩具逗引，宝宝会自然将头抬起。为了避免宝宝劳累，开始一次只练半分钟，逐渐延长，一日一次即可。

扩胸运动：宝宝仰卧，家长握住宝宝的手腕，大拇指放在宝宝的手心里，让宝宝握住。首先让宝宝两臂左右分开，手心向上，然后两臂在胸前交叉，最后还原到开始姿势；连续做3次。

（二）语言学习与教育

引逗发音发笑

● **目的：**促进宝宝语言能力的发展。

家长面对宝宝，使他能看见口型，用亲切温柔的声音，试着对他发单个韵母的"啊""喔""呜""鹅"等音，逗着孩子笑一笑、玩一会儿，以刺激他发出声音。在宝宝精神愉快的状态下，也可以拿一些能响、能动、颜色鲜艳的玩具，边摇晃边逗他玩，或对他说话，或用手胳肢胸脯，他将报以愉快的应答——微笑。

（三）认知学习与教育

1. 看小手

● **目的：**通过手的探索活动，认识周围的世界。

两个月大的宝宝特别喜欢看、玩并吸吮自己的手，这是宝宝心理发展的必然阶段，不仅不能干涉，还应当提供条件协助宝宝玩手，比如在宝宝手上拴一条红布、戴个哗啦作响的手镯等。

2. 玩镜子

● **目的：**使宝宝心情愉快，提高宝宝的认识能力。

在宝宝清醒的时候，家长可以抱着宝宝照镜子，在镜子前让他安静地看一会儿，并告诉他这是宝宝，那是妈妈或爸爸。同时可以让宝宝在镜子前做一些动作，如把宝宝的小手举起，摸摸镜子，再摸摸自己的小鼻子。一开始宝宝盯着镜子会感觉十分奇怪，多让他看几回后，他就会变得轻松愉快起来。

照镜子时还可以让宝宝注意自己脸上的器官，告诉他这是小嘴、这是眼睛、这是鼻子等，使宝宝较快地认识它们。要注意的是，要让宝宝玩一些打不碎的镜子。

3. 小小拨浪鼓

• 目的：让宝宝感受有声的物体。

拿一个拨浪鼓（或橡皮捏响玩具、八音盒、动物琴、哗铃棒等各种发声体），在宝宝前方30厘米处摇动，当宝宝注意到鼓响时，对宝宝说："宝宝，看，拨浪鼓在这儿！"宝宝的眼睛会盯着鼓，并张开手想抓。休息片刻后，换到宝宝的后方，让他看不到你的脸，拿着拨浪鼓摇动，稍停一会儿再问："拨浪鼓在哪里呢？"再将拨浪鼓慢慢移到孩子能看到的左、右方并摇动，注意观察宝宝的眼、耳和手的动作，看宝宝对声源方向的反应。

4. 藏猫猫

• 目的：扩大宝宝的认知范围。

藏猫猫是宝宝最喜欢的游戏，它的玩法很多，下面就向你介绍几种：

用毛巾把你的脸蒙上，俯身在宝宝面前，快速地把毛巾拉下，笑着对他说"喵儿"；或者让宝宝把你面前的毛巾拉下来，笑着对他说"喵儿"。

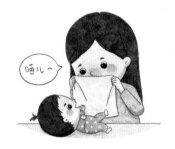

妈妈在床右侧对宝宝讲话时，爸爸突然出现在床左侧并鼓掌，宝宝会马上将视线转移去看爸爸。妈妈抱着宝宝时，爸爸在妈妈的肩膀左侧叫宝宝的名字，引起宝宝的注意，然后快速地换到妈妈肩膀的右侧叫宝宝。

抱孩子观看从桌子一侧滚动到另一侧的球，这时宝宝可以追视达180度。在天气好的时候，带宝宝到户外，观看快跑的汽车、会飞的鸟儿、会跑的猫等。

（四）情绪和社会交往的学习与教育

1. 学妈妈笑

● **目的**：通过观察模仿，让宝宝掌握多种情绪状态。

在宝宝情绪愉悦、稳定的时候，亲切地搂抱他，并经常在他面前做出张口、吐舌或其他表情，使宝宝逐渐会模仿微笑等面部动作。

2. 找朋友

● **目的**：刺激宝宝的视觉，让宝宝把动作和效果联系起来。

把几个不同表情的绒布娃娃头缝合在一起，中间缝一根吊带，把娃娃头吊在宝宝手能够到的地方，让宝宝拍打，观察他喜欢什么表情的脸。此时宝宝的手眼协调能力极

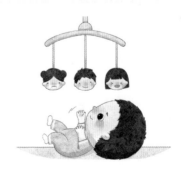

弱，拍打完全是无意触碰，你可以送上手去帮助他触碰。

（五）生活自理能力培养

1. 睡觉前的准备

在安排宝宝睡觉时，最好形成一个固定的程序。每天按同样的程序安排宝宝睡觉，时间一长，只要一做这些事，宝宝就知道是要睡觉了，能很快进入入睡准备状态。一般的睡眠准备程序是：

（1） 换上干净的尿布或把好尿。

（2） 喂奶，排出吸入的空气。

（3） 将宝宝用褥褓包裹好再放到床上，这会给宝宝带来一种安全感，让宝宝容易入睡。

（4） 拉上窗帘，将室内的灯光调暗。

（5） 轻轻拍打宝宝的身体或摇动小床，唱一些摇篮曲或对宝宝轻轻说话。

（6） 在小床旁坐一会儿，直到宝宝入睡后再离去。

应注意，宝宝每天的睡觉时间要相对固定。到了该睡觉的时间，家长就要进入准备阶段，即使这时候宝宝看上去一点儿也不困，也要按作息时间进行，不得任意调整。

2. 让宝宝自己睡

要培养宝宝从小自己入睡，无须大人哄抱、摇晃即可入睡的好习惯。这样可大大地减轻父母的负担，也可保证宝宝的睡眠质量。有的孩子每天睡觉时都要大闹一场，必须由大人抱着、摇着、不断来回走动拍打着、哄着才能入睡，或是抓着妈妈的耳朵、摸着妈妈的乳房才肯入睡，否则就哭闹不睡。还有的孩子必须让大人抱着才睡觉，一放到床上就会惊醒哭闹。这些不良的睡眠习惯对宝宝的成长会带来一些不良影响，也不利于宝宝今后进入托儿所过集体生活。

小木床

小木床，四方方，

宝宝自己睡床上，

不用奶奶哄，不用妈妈摇，

妈妈夸我乖宝宝。

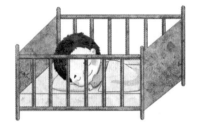

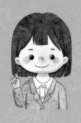

四、给爸爸妈妈的建议

（一）第2个月婴儿的教养建议

为了使宝宝的头部和手部得到锻炼，应常做亲子被动操，不仅可以促进宝宝身体发育，更能增进亲子关系。

宝宝生来就是要人拥抱、照料和爱抚的。温暖的怀抱、亲切的安慰和愉快的引逗会使宝宝与环境之间建立安全感。

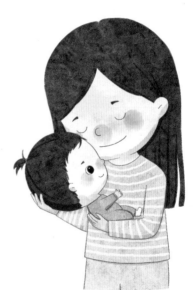

为了促进宝宝的听觉发育，可以播放轻柔、舒缓的音乐。

多与宝宝进行言语交流。虽然宝宝还不能懂得每一个字的准确含义，不能回答你说的每一句话，但是他能感受到你表达的爱意，并从中学习与人交流，获得爱与被爱的满足感。

听任宝宝哭个够的做法是不可取的。

要注意宝宝对外界刺激的反应，若宝宝出现不会笑、目光呆滞和对声音没有反应的情况，需检查宝宝的智力、视觉和听觉发育情况。

关心宝宝成长是爸爸义不容辞的责任，爸爸的参与也很重要。

（二）教爸爸妈妈一招

1.宝宝打嗝怎么办

其实打嗝不是大问题，但宝宝总是不舒服，家长看了也难过。现在就教你一招治打嗝很有效的方法：喂宝宝喝水或牛奶，注意要让他有用力吸吮的动作，或是让他大哭几声。为了终止打嗝的不适，请家长暂且忍耐一下，打嗝马上就会停。

2.宝宝怕洗澡怎么办

宝宝怕洗澡、洗头，一般都与之前的痛苦经历有关系，比如上次的水太烫或太凉，水不小心流到了眼睛里等。

对于怕洗澡、洗头的宝宝，家长们不要强迫他洗，可以先在盆里放上水和能漂在水面的玩具，让宝宝先玩一会儿。等宝宝不怕水了，再开始洗。洗的时候动作要轻柔，可以边洗边和宝宝说说话。千万要注意，别让水溅到宝宝的眼睛里，那会让宝宝不舒服。

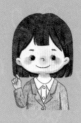

五、宝宝成长档案

下面是第2个月宝宝的生长发育指标和心理发展指标，请家长认真读一读，并仔细测量孩子的各项发育指标，观察孩子的行为表现，记录在表格右侧，以帮助你了解孩子的发育是否在正常范围。如果孩子的发育情况与下列指标有些出入，也不要着急，因为孩子的发育受多种因素影响，有明显的个体差异。

第2个月 婴儿的生长发育指标

发育指标	2月龄平均标准		记录
	男孩	女孩	
身高 / 厘米	59.0	57.7	
体重 / 千克	5.8	5.4	
头围 / 厘米	39.1	38.2	
胸围 / 厘米	40.3	39.3	
睡眠 /（小时 / 天）	16 ~ 18		
大便 /（次数 / 天）	2 ~ 3		
囟门	骨缝逐渐闭合		

第2个月 婴儿的心理发展指标

分类	项目	指标	记录
动作	抬头	俯卧时可抬头片刻，拉腕坐起时头可竖直片刻	第__月，第__天
		扶坐时，能注视目标物并挥动双臂	第__月，第__天
		头可随看到的物品或听到的声音转动，幅度逐渐增大	第__月，第__天
	看手	经常注视自己的小手	第__月，第__天
感知觉	触觉	会用手触摸、拍打玩具，想伸手抓东西	第__月，第__天
	听觉	开始将声音和形象联系起来，试图找出声音的来源	第__月，第__天
	视觉	眼睛能注意并追随移动较大的物体	第__月，第__天
		能感知色彩，对对比强烈的图案有反应	第__月，第__天
语言能力	发音	对成人的逗引有反应，会发出咕咕声和类似 a、o、e 的音	第__月，第__天
情感与社会性	情感	喜欢看妈妈的脸，看到就高兴	第__月，第__天
	社会性	经常微笑，被逗引能发出笑声，出现动嘴巴、伸舌头、微笑和摆动身体等情绪反应	第__月，第__天
生活自理	吞咽	用勺喂水时，自主吮吸吞咽能力好	第__月，第__天
	睡眠	在入睡准备阶段，有入睡意识，并能很快进入睡眠状态	第__月，第__天

宝宝成长日记

● 在这里记下宝宝的成长故事：

贴上
宝宝的照片

Chapter 3

第 3 个月

- 第 3 个月婴儿的发展特点
- 第 3 个月婴儿的养育指南
- 第 3 个月婴儿的学习与教育指南
- 给爸爸妈妈的建议
- 宝宝成长档案

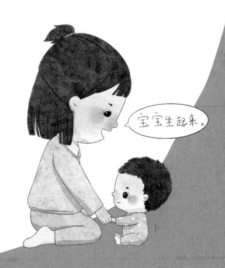

宝宝坐起来。

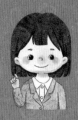

一、第 3 个月婴儿的发展特点

出生后第 3 个月，仍然是婴儿体格和智力发育最快的时期，同时也是开展早期教育的重要时期。

（一）生长发育特点

1. 身高和体重

这个时期宝宝的身高较初生时增长了 1/4。男孩身长平均 62.2 厘米，女孩身长平均 60.8 厘米。

体重是反映婴儿近期营养状况最灵敏的指标。当孩子患有消化不良、腹泻等疾病时，仅仅几天就可表现出体重下降。这个时期宝宝的体重已比初生时增加了 1 倍，男孩体重平均为 6.8 千克，女孩体重平均为 6.2 千克。

发育指标	男孩	女孩
平均身高 / 厘米	62.2	60.8
平均体重 / 千克	6.8	6.2

2. 头围和胸围

头围的增长相对于胸围较慢。男孩头围约 40.5 厘米，女孩头围约 39.5 厘米。孩子 3 个月大时，脑细胞生长出现第二个高峰。

由于胸部器官发育较快，因此这一时期宝宝的胸围也增长较快，胸围的实际值开始达到或超过头围。男孩胸围约 40.7 厘米，女孩胸围约 40.3 厘米。

发育指标	男孩	女孩
平均头围 / 厘米	40.5	39.5
平均胸围 / 厘米	40.7	40.3

3. 前囟

前囟仍存在，基本上无大变化。由于这个时期是颅骨缝闭合的重要阶段，骨缝和后囟已闭，因此要注意经常更换孩子的体位，左右交替睡觉，枕头要柔软，以适应头形的发育。

（二）心理发展特点

3 月龄宝宝的听觉、视觉以及运动能力、语言能力都有很大发展。**头颈部**的肌肉和骨骼发育较快，宝宝的**颈部**已能支撑起头部。如果将宝宝趴着放在床上，他可以用两只胳膊支撑起上半身，抬起头来四处张望。宝宝最多只能把头

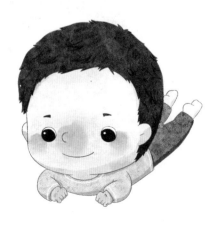

抬到与水平面呈 45 度角，并保持几分钟。

宝宝天生的运动能力之一是寻乳能力，这一能力让宝宝能够找到妈妈的乳头并吮吸它。此类行为似乎是机械性的，但是，到 3 个月大的时候，宝宝用嘴寻找乳头的行为就变成了以多个步骤完成的、有意识的行为。

婴儿手脚的活动能力越来越强。以前把玩具塞进宝宝手里，不久就会掉落，随着进入 3 月龄后，宝宝就能抓住玩具握较长时间了。手部动作的发展也使得宝宝十分热心于抓东西，凡是出现在眼前的东西，小家伙都会有兴趣伸手去抓，手眼协调能力会明显增强。这时宝宝抓东西大都是用手掌和所有的手指一把抓。

随着月龄的增长，婴儿仰面躺下时，两只胳膊的活动越来越频繁，腿部力量也增大了。婴儿运动能力的发展随季节而异，夏季穿着单薄，运动能力发展得快；冬季穿得笨重，运动能力发展较慢。另外，胖孩子的运动能力比一般孩子发展得慢。

几乎所有 3 个月大的婴儿都会把手指放在嘴里吮吸。这并不是因为欲求没有得到满足，而是婴儿感到快乐的一种表现。家长不必为此焦虑，可以转移孩子的注意力，让婴儿手握玩具玩耍，减少宝宝吮吸手指的时间，以免孩子养成长久地吮吸手指而对其他事物不感兴趣的习惯。

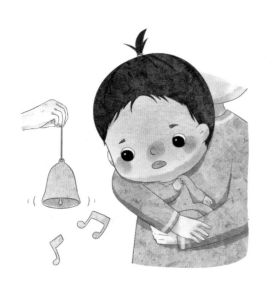

随着孩子长大，宝宝会啃咬任何能放在嘴里的东西。这样做是出于两个明确的原因：宝宝的嘴巴是一个用来探索的器官；在长牙之前，宝宝娇嫩的牙床可能会有些疼痛，所以会通过啃咬

物体来缓解这种不适。

3月龄婴儿的头能够随意地转来转去，眼睛能追随活动的物体。视觉更加灵敏，注视范围可以达到180度，听到声响时能将头转向声源。这个阶段宝宝的视觉追踪行为最为熟练，之后会逐渐被其他更为成熟的行为所代替。婴儿对周围事物的关心也越来越强烈，被抱到室外时，会对周围的一切露出好奇的目光。

3个月大的婴儿开始能发出咯咯的笑声，在家长的哄逗下经常会露出笑脸，情绪好时，独自发出的声音也多起来了。有的婴儿会独自一人长时间地咿咿啊啊"唱"个不停，并伴随着手舞足蹈，表现出"天真活跃反应"。此时的宝宝已经会分辨音高了，知道爸爸的声音低，妈妈的声音高。宝宝每天都会发出更多的声音，不仅对自己制造的声音越来越感兴趣，而且进入了一个兴奋期，并至少在接下来的几个月或更长的时间里延续这个状态。如果宝宝没有什么身体上的不适，例如消化不良、长牙或其他问题，他会在大部分时间里表现得非常兴奋。

与生俱来的小小"社交家"

一位实验者坐在12～21天大的婴儿面前，对着他吐舌头、张大嘴、噘起嘴唇并摇动手指，之后一脸平静地看着婴儿，等待婴儿的反应。婴儿会模仿实验者的动作，对着实验者吐舌头或者张大嘴。这说明婴儿并不是"赤手空拳闯天下"，从很早开始，他们就能控制自己的身体并且模仿他人，通过模仿亲近的成人，拉进与成人的距离。也就是说，宝宝天生就具备部分社会交往能力。

因此，家长要经常与宝宝进行身体和言语互动，发展宝宝的人际交往能力。

3个月大的宝宝还不会认生，在父母安全的怀抱里，见到曾经见过的熟悉的人，他们会用笑来进行交往。

宝宝的睡眠行为和生理功能逐渐成熟。睡眠越来越有规律，醒着的时候也越来越清醒。白天有固定的小睡时间，早、中、晚要睡3次，夜里能一觉睡上五六个小时，夜间不需要喂奶了。

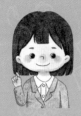

二、第3个月婴儿的养育指南

（一）第3个月婴儿的育儿要点

- 重点训练俯卧抬头，增加仰卧到俯卧的侧翻等大肌肉动作。
- 丰富感觉，多听、多看、多触摸。
- 吮手指是宝宝的专利，不要给宝宝戴手套，不要干涉他的认知探索。
- 发音练习：讲故事、听音乐、常对话。
- 经常面对面地和婴幼儿逗引交流，引发其对亲近的人和熟悉的声音产生反应。从微笑发展到笑出声，体验愉快情绪。
- 悉心辨析哭声，给予积极回应，满足婴幼儿不同需要。
- 让宝宝养成"识把"的条件反射。
- 接种骨髓灰质三价混合疫苗和百白破疫苗（预防百日咳、白喉、破伤风），接种完多喝水。
- 注意预防佝偻病，补充维生素 A 和维生素 D。

（二）营养与喂养

1. 宝宝吃完配方奶粉大便干怎么办

大便干可能是宝宝还不适应这款奶粉，因为每种奶粉的配方是不同的。建议更换奶粉品牌，最好选含低聚果糖，即益生元的奶粉。这种奶粉的配方接近母乳，口味清淡，对宝宝肠胃刺激小，所含的益生元能帮助宝宝肠道益生菌的生长，让宝宝喝后不上火，排便顺畅。

2. 妈妈乳腺堵塞后如何哺乳

引起乳腺堵塞最常见的原因是太多的乳汁存留在乳腺中，导致乳房发胀、发硬。这个时候要检查一下哺乳的姿势，看宝宝有没有正确地含住乳头。哺乳前用湿毛巾热敷乳房3~5分钟，哺乳后再用湿毛巾冷敷乳房20分钟，这样可以促进乳汁的分泌。

（三）卫生与保健

1. 宝宝的睡姿

许多家长喜欢让宝宝仰卧着睡觉，不愿意让宝宝侧卧或俯卧，认为侧卧会让宝宝的头形睡歪，俯卧会使宝宝憋气，甚至窒息。

其实大可不必担心，宝宝的潜力是惊人的，让他多体验几种睡姿，他会很快适应并做出相应调整。多种姿势睡觉既可防止婴儿面部或头部偏向一侧，又可锻炼宝宝的活动能力。如侧卧可以帮助宝宝练习翻身，可以锻炼宝宝的颈部肌肉，练习抬头，为以后学习匍行和爬行打下基础。

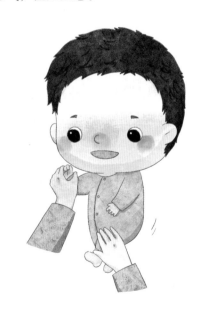

对于溢乳的小婴儿，侧卧位还是防止误吸的好办法，可以防

止窒息；左右侧卧位勤更换就不会睡成歪头。至于俯卧位能睡多长时间，没有硬性规定，只要宝宝愿意，俯卧位也能睡得踏实而舒服。

2. 宝宝应该睡硬板床

小宝宝应该睡什么样的床？当然是最舒服的床。很多家长会让宝宝睡在松松软软的小床上，还铺上厚厚的褥子，枕着又大又软的枕头，旁边还有布娃娃陪着。

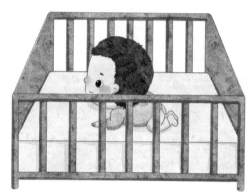

殊不知这样很危险，一是容易发生窒息，当婴儿来回翻动时，易被柔软的被褥或枕头等堵住口鼻；二是不利于孩子的生长发育，尤其是脊柱的三个生理弯曲的形成；三是不利于孩子的活动。

所以应该让宝宝睡硬板床，可以趴在床上练习抬头、左右转动头部，也可以练习翻身、爬行、坐起、站立、迈步等，这样做还有利于宝宝的脊柱发育。

3. 宝宝能吹空调吗

夏季天气炎热，宝宝又爱出汗，许多家庭都会使用空调。如果安装空调的居室温度调得较低，室内外温差偏大，宝宝的身体就不能适应，容易发生伤风感冒等疾病。因此空调不能直吹宝宝，温度最好设定在27摄氏度以上，在使用和不使用空调的地方要随时给宝宝增减衣服。

炎热夏季也可以使用凉席。注意选择质量较好的草席，不要睡竹席。

4. 慎用爽身粉

爽身粉的主要成分是氧化镁、氧化硅以及硫酸镁等，容易侵入呼吸道。孩子的呼吸道发育尚不完善，即使吸入少量，也不能靠自身功能排除。如果吸入量多，侵入支气管后会吸干分泌物，破坏气管的纤毛运动，降低防御力，诱发呼吸道感染。所以，要慎用、少用爽身粉。

5. 紧急处理小儿窒息

在给宝宝喂奶、喂药，或者孩子溢奶误吸时，有时会出现呛咳、气急、面色青紫等现象。家长千万不要惊慌，可以立即把孩子倒提起来，轻轻地拍拍宝宝的背部，使其呕吐或咳嗽，将气管内的异物排出。

6. 怎样防治宝宝烫伤

深秋或冬季，由于气温较低，有些家长会用热水袋给孩子保暖。热水袋水温不宜过高，应在 50 摄氏度左右，外面包一层布，置于小儿包被外面。不要将热水袋直接贴在宝宝皮肤上，否则容易造成烫伤。

家长喂牛奶或水时，温度要合适。喂前可在手背上滴几滴试一下，温度过高会使宝宝口腔黏膜被烫伤。

烫伤一旦发生，应立即用冷水冲洗，使皮肤冷却，防止形成水泡。如果水泡已经形成，千万不要弄破，也不要涂任何药膏或药水，只要在上面放一块清洁、无绒毛的纱布即可。如烫伤严重，应尽快去医院治疗。

7. 怎样测体温

正常婴儿的腋下体温为 36 ~ 37 摄氏度。体温的高低与许多因素有关，如哭闹、进食、活动、室温过高、衣着过多等，都会使体温升高，但通常不超过 37.5 摄氏度。

宝宝的体温可以用水银温度计测量，也可以用体温枪进行测量。传统的方式是用水银计进行测量，可测腋温、口温或肛门温度。因为每个孩子的配合程度不同，多采用腋下温度的测量方式，一般测量时间为 3 ~ 5 分钟。当然也可以采用遥感方式测温，现在有耳温枪、额温枪等红外线测温方式，测量的部位可以是额头、太阳穴或耳朵，简便快捷。

8. 怎样给宝宝喂药

小宝宝在出生后立即就能分辨味道了，他们喜欢甜味，对苦、辣、涩等味道会做出皱眉、吐舌、抵住上颚等表示反感的表情，哭闹并拒绝下咽。因此给宝宝喂药成了让家长头疼的事情。可以选择适宜的喂药工具，如滴管，一点点慢慢地滴进嘴里，切忌几个大人按手按脚、硬灌进去。

给宝宝喂药可不是小事，家长一定要认真仔细地看清楚药物标签，了解药物用途及用量，掌握用药次数及天数，切勿误服或过量服用。

（四）预防疾病

1. 佝偻病的表现和预防

小宝宝最近总是容易受惊、爱哭闹、睡眠不安、出汗多，细心的家长还会发现，宝宝的头后部有一圈没有头发。这是佝偻病的典型特征。

佝偻病是一种小儿常见病，是维生素 D 不足引起的体内钙磷代谢紊乱和骨骼发育异常。如不及时治疗，可引起骨骼及肌肉病变，如乒乓球样颅骨软化、囟门大、颅缝增宽、出牙迟、牙釉质发育不良等，以后会出现方头、肋串珠、鸡胸、脊柱后突及佝偻病手镯。婴儿学步后会出现"O""X"型腿，囟门闭合迟还会损害孩子的记忆力和理解力。所以要及时诊治，不能马虎大意。

佝偻病的预防有以下方法：

多到户外晒太阳，平均每日户外活动应在 1 小时以上，可以促进钙的吸收。

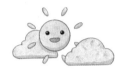

补充维生素 D。缺钙实质上是缺维生素 D，因为一般食物及牛奶中所含的钙是能够满足身体需要的，但是必须有足够的维生素 D，钙才能被吸收。所以为了预防佝偻病，宝宝在出生后 2～3 周就要开始补充维生素 D。

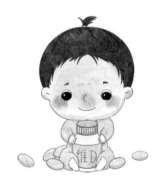

2. 如何补充钙和维生素 D

根据世界卫生组织的规定，纯母乳喂养的婴儿在 3 个月大时是不需要添加任何营养素的，因为母乳中所含的营养成分完全可以满足出生后 4 个月内婴儿的需要。由于我国的饮食结构不同于西方，许多孕妇和乳母自身缺钙，所以提倡妇女在孕期和哺乳期应注意补钙，多吃含钙多的食品，如海带、虾皮、豆制品等，坚持每日喝 500 克牛奶，因为牛奶中钙的含量很高，也可以补充钙片，另外多晒太阳也有利于钙的吸收。

如果母亲不缺钙，母乳喂养的孩子在出生后 3 个月内可以不吃钙片，只需要从出生三周后开始补充鱼肝油，鱼肝油中含有丰富的维生素 A 和维生素 D。人工喂养的婴儿应从出生两周后开始补充鱼肝油和钙剂。鱼肝油滴剂可以用滴管直接滴入婴儿口中，开始时每日 1 次、每次 2 滴，如果食欲和大小便无异常，可逐渐增至每日 2 次、每次 2 ～ 3 滴。维生素 D 的补充不能超过 800 国际单位，否则长期过量补充会发生中毒反应。

3. "气蛋" "水蛋" 不用怕

有些男婴在哭闹时，阴囊会明显增大，柔软且呈囊性感，如果用手指轻轻压肿物，可以使它返回到腹腔，这就是"气蛋"，是孩子腹股沟管尚未发育完善导致的。腹股沟管一般在出生 6 个月后才闭锁，气蛋有可能自愈。家长应注意平时尽量减少孩子使劲哭闹、剧烈咳嗽或便秘的现象。如果孩子到 6 个月大，气蛋仍不消失或有增大趋势，应及时去医院就诊，以决定手术的最佳时机。

有些男婴的睾丸一大一小，或者双侧都比正常男婴的睾丸大，用手电一照是透亮的，摸上去却是较硬的，这种现象俗称"水蛋"。水蛋大多数会在 2 岁内被自然吸收，如果 2 岁后仍不吸收甚至增大，应去医院就诊。下面两种情况也应及时去医院就诊：

● 竖抱婴儿时水蛋增大，平卧时变小；
● 睾丸上方还有一个单独的囊肿。

4. 得了脐疝怎么办

宝宝在哭闹时脐部明显突出，有些家长就用铜板或硬币贴在宝宝的肚脐上，加压包扎或用宽胶布粘贴，殊不知这样做是很不科学的。

宝宝脐部突出是因为腹壁肌肉还没有很好地发育，脐环尚未完全闭锁，哭闹就会增加腹压，肠管从脐环突出而形成脐疝。

如果宝宝得了脐疝，千万不能用铜板或硬币贴在宝宝的肚脐上。因为小宝宝的皮肤娇嫩，长期摩擦易溃烂感染，包扎过紧也会影响宝宝的呼吸。正确的做法是，尽量减少宝宝腹压增加的机会，比如不要让宝宝无休止地大哭大闹，咳嗽要及时治疗；调整好宝宝的饮食，不要发生腹胀或便秘。

一般来说，随着宝宝年龄的增长，腹壁肌肉逐渐发育，脐环闭锁，1岁内脐疝会完全自愈，无须手术。但如果脐疝越来越大，直径超过2厘米，应及时到医院就诊。

5. 重视宝宝的脸色变化

宝宝的脸色如果比平时红，很可能是发热，可以先测一下体温。如果是剧烈哭泣引起的脸红，只要等宝宝安静下来，红色就会逐渐褪去。

宝宝剧烈哭泣后，脸色呈红色是正常的，但是如果脸色苍白，则要引起注意。如果发现宝宝在哭泣时脸色苍白，全身有痉挛现象，嘴唇发绀呈紫色，则需要立即送往医院。

以下是宝宝脸色异常时可能患的疾病与表现症状，请家长对照症状仔细观察。

宝宝突然脸色变青、变白

可能患的疾病	表现症状
肺炎	呼吸像气喘一样
肠重积症	断续、剧烈地恶心、呕吐，并有血便出现
颅内出血	意识丧失，呕吐

宝宝平时脸色总是呈青、白色

可能患的疾病	表现症状
疱疹性口腔炎	突然咳嗽不止,情绪低落
室间隔缺损	母乳、牛奶饮食量下降,体重降低,唇呈紫色的发绀症状
感冒综合征	发热、咳嗽,伴有流鼻涕
麻疹	高热,全身有发疹现象
风疹	发热,全身有发疹现象
苹果病	脸颊有红色皮疹,手腕和大腿根部有花边状皮疹出现
川崎病	高热,全身发疹,手足红肿,舌头有红色粒状物
新生儿黄疸	眼白呈黄色,没有精神
胆道闭锁症	粪便呈白色

6. 预防接种早知道

按照《国家免疫规划疫苗儿童免疫程序及说明（2021年版）》规定的接种程序与接种方法，本月应进行百白破三联疫苗接种。3月龄、4月龄、5月龄和18月龄各接种一次，以预防百日咳、白喉和破伤风三种疾病。6岁时还应接种一次白破二联疫苗。

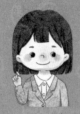

三、第 3 个月婴儿的学习与教育指南

（一）动作学习与教育

1. 抬高头部

●**目的：** 锻炼宝宝颈部和背部的肌肉力量，促进视听觉和身体运动的发展。

让宝宝趴在柔软的地垫或小毯子上，在其前方摇晃小铃铛等有声响的玩具，使其努力抬头。宝宝抬头时，可将玩具从宝宝的眼前慢慢移动到头的左边，再慢慢转移到右边，让宝宝的头随着玩具的方向转动。

每次喂完奶后，妈妈应扶着宝宝的头部靠在自己肩上，轻拍其背部几下，然后用手轻抚其头部，让其自然竖直片刻，以锻炼宝宝头颈部肌肉的力量。

2. 翻身训练

●**目的：** 训练宝宝从仰卧位翻到侧卧位。

让宝宝仰卧在床上，家长手拿宝宝感兴趣的、能发出声响的玩具在两侧逗引，并亲切地对宝宝说："宝宝看，多漂亮的玩具啊！"吸引宝宝转头注视，然后一手握住宝宝的一只手，一手将宝宝同侧腿搭在另一条腿上，辅助宝宝向外侧翻，左右轮流进行练习。每日 2 次，每次侧翻 2～3 次。等宝宝完成这一动作后，可以把玩具给他，让他玩一会儿作为奖赏，以保持宝宝对翻身的兴趣。

3. 抓紧妈妈手

● **目的**：发展宝宝的触觉，锻炼他的肌肉，为爬行训练做准备。

在宝宝清醒、情绪愉快的状态下，把食指轻轻塞进宝宝的小手中，让宝宝握住。由于与生俱来的抓握反射，宝宝会像吊单杠一样用力拉起自己的上身。

4. 一二三，坐起来

● **目的**：帮助宝宝找到坐在床上保持平衡的感觉。

把宝宝放在床上，分别抓住宝宝的两只手，一边说"一二三、宝宝坐起来"，一边把宝宝的身体拉起来，让宝宝坐直。然后慢慢把宝宝放回床上，重复前面的动作。注意动作的幅度不可太大。

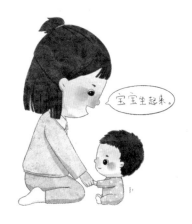

5. 举高游戏

● **目的**：练习蹬的动作，培养愉快情绪。

在孩子能够支撑起头以后，每天可和宝宝玩几次举高游戏。将宝宝面向你，脚放在你的腿和膝盖上，两手放在宝宝的腋下，举起再放下，宝宝会高兴得"咯咯"直笑。注意刚开始时不宜举得太高。

（二）语言学习与教育

听音乐，唱儿歌

● **目的：** 发展语言听觉，培养注意力。

在宝宝清醒的时候，结合生活起居（入睡前、吃奶时等），播放一些优美、舒畅的音乐或歌曲，以激发孩子愉快的情绪。

还可以给宝宝念一些朗朗上口的儿歌，以刺激宝宝的听觉，激发兴趣，唤起情感，并让宝宝熟悉父母的声音。

耳朵

小耳朵，挂两边，
样样声音听得到。

洋娃娃

洋娃娃，不说话，
成天就会笑哈哈，
他是我的小伙伴。

小嘴巴

我家有个小宝宝，
宝宝长个小嘴巴，
哭哭笑笑全是它，
吃饭唱歌都靠它。

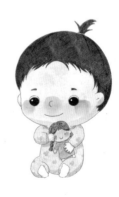

（三）认知学习与教育

1. 转一转，看一看

● **目的**：训练孩子的移视和追视能力，提升认识能力。

在宝宝清醒的情况下，爸爸妈妈分立于宝宝的小床两侧，妈妈在右侧对宝宝讲话，爸爸在左侧突然鼓掌，以吸引孩子将视线从妈妈脸上转移到爸爸脸上。

把宝宝抱在膝盖上，坐在桌前或者地上，拿一辆色彩鲜艳的玩具小汽车（或皮球）左右来回移动，让孩子的视线左右转动 180 度以追视物体的运动方向。

2. 一起跳舞

● **目的**：训练孩子的听觉、方位知觉和平衡觉。

选择一些优美、舒缓的音乐或民谣，把孩子抱在怀里，随着音乐的节奏轻轻摇摆、转动，以发展他的听觉、方位知觉和平衡觉。这些感觉能力是宝宝学会坐、站和走所必需的。如果妈妈随着音乐哼唱，孩子还会受到来自母亲胸部震动的刺激，同时接受妈妈温暖怀抱的爱抚，这会给孩子带来舒适和安全感。

3. 摸一摸，抓一抓

● **目的**：发展触觉，训练手的动作技能。

把不同质地的玩具，如布娃娃、拨浪鼓、小积木、塑料小球、塑料环等分别放在孩子的手中停留一会儿。如果小宝宝还不会抓握，可轻轻从指尖到指根抚摸他的小手，紧握的小手就会自然张开，这时就可以把玩具塞进他的手里，并握住孩子的手帮助他抓握。

此外，还可以把食指放在孩子的手心让他抓握，并轻轻摇动宝宝的手向他问好，引起快乐情绪。待孩子会抓后，父母再把手指从宝宝的手心移到手掌边缘，看他是否能紧握。

（四）情绪和社会交往的学习与教育

● **目的：**练习发音，理解语言，促进亲子情感交流。

在宝宝情绪安定、愉快时，爸爸妈妈坐在宝宝的小床边，亲切地望着孩子，不断地和孩子进行"交谈"，伴以丰富的面部表情和口形，逗引孩子发出 a、o、e、u 等音，同时对孩子的咿咿呀呀给予回应。尽管孩子还听不懂这些话的含义，但这些训练对孩子语言的发展具有潜在影响。

父母还可以利用各种色彩鲜艳、能动的、有柔和音乐的玩具来逗引孩子发音，通常孩子会手舞足蹈地发出"啊、啊"的声音。

自编童谣

小眼睛，亮晶晶，

小嘴巴，红嘟嘟，

小耳朵，灵灵灵，

样样声音听得清。

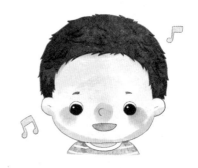

（五）生活自理能力培养

注意培养宝宝良好的生活习惯，早饭后定时大便，晚上逐渐停止喂奶，使生活有规律。

为了建立有规律的睡眠和喂养，可以记一周关于睡觉及喂奶的日记，就知道宝宝的规律了。关键是在宝宝疲劳前就将他放到床上（疲劳的表现是发脾气和揉擦眼睛），因为看到那些要睡觉的表现时，实际上已经晚了，应提前20分钟做准备。

3个月大的宝宝应当培养不含乳头入睡的习惯。如果宝宝在喂奶时入睡，应将宝宝叫醒，在醒时将他放到床上，让他自己入睡。这样做的目的是让宝宝区分吃和睡的经验，随着宝宝进一步成熟，就可以发展为吃睡分离。

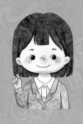

四、给爸爸妈妈的建议

（一）第3个月婴儿的教养建议

给孩子提供丰富的感知环境

3个月大孩子的世界是感知的世界，是由舒服或不舒服、温暖或寒冷、干燥或湿润、饥饿或饱腹、安全或危险组成的。孩子对这个世界的认识是靠他们自己的方式——看、听、摸、尝、闻等来进行的。因此，为孩子提供一个丰富的感知环境是十分重要的。

俗话说耳聪目明，在感觉器官中，最重要的是眼睛和耳朵。要训练孩子的视觉和听觉，就应在孩子的周围布置五颜六色的图案，包括衣服、床单以及墙壁等都应是五彩斑斓的，以丰富孩子的视觉经验；给孩子提供带响声的玩具、好听的音乐，以及说话声、走路声、时钟嘀嗒声，从而刺激孩子的听觉，丰富其听觉经验，促进感觉能力的发展。

手不仅是运动器官，也是使人能够具有智慧的器官。孩子的智慧在他的手指尖上，他的小手比嘴先会"说话"。所以，为孩子提供一些质地、形状各异的东西是十分必要的，如塑料玩具、绒布玩具、小铃铛等，让孩子去触摸、去操作，发展双手协调性以及手眼协调能力，激发孩子探索世界的乐趣。

丰富而适宜的刺激就如同蛋白质和维生素，是促进孩子脑发育的基本"原料"。父母要让孩子多看、多听、多摸、多玩，以促进大脑的发育和智力的增长。

（二）教爸爸妈妈一招

如何清洗宝宝的衣物

洗衣服似乎很简单，但是若清洗方法不合理，或衣服上有残留的洗涤剂，都会刺激宝宝的皮肤。清洗宝宝衣物应注意以下几点：

● 宝宝的衣服与大人的衣服分开清洗，避免发生不必要的交叉感染。

● 最好手洗。洗衣机里藏着许多细菌，宝宝的衣物经洗衣机洗涤，会沾上许多细菌，引起皮肤过敏或其他皮肤问题。

● 尽量选择婴幼儿专用的衣物清洗剂，或对皮肤刺激小的洗衣剂。

● 衣服上的尿液或奶渍应先用冷水处理，再进行一般的洗衣程序；不要用热水，那样会使蛋白附着在纤维上，不易清洗。如果衣服染上果汁，可用浓盐水擦拭污处，或及时将食盐撒在污处，用手轻搓，然后再用水浸湿，放入洗涤剂洗净。如果衣服上有汗渍，可在汗渍处喷上一些食醋，过一会儿再洗，效果会更好。

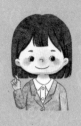

五、宝宝成长档案

下面是 3 月龄宝宝的生长发育指标和心理发展指标，请家长认真读一读，并仔细测量孩子的各项发育指标，观察孩子的行为表现，记录在表格右侧，以帮助你了解孩子的发育是否在正常范围。

第 3 个月 婴儿的生长发育指标

发育指标	3 月龄平均标准		记录
	男孩	女孩	
身高 / 厘米	62.2	60.8	
体重 / 千克	6.8	6.2	
头围 / 厘米	40.5	39.5	
胸围 / 厘米	40.7	40.3	
睡眠 /（小时 / 天）	15 ~ 16		
囟门	前囟仍存在，骨缝和后囟关闭		

第3个月 婴儿的心理发展指标

分类	项目	指标	记录
动作	抬头	俯卧时能抬头45度	第__月，第__天
	抱坐	抱坐时头能够竖直，并向四周张望	第__月，第__天
		头能随着看到的物品或听到的声音转动180度	第__月，第__天
	翻身	逐渐能从仰卧位翻至侧卧位	第__月，第__天
	互握	仰卧位时，双上肢能够自由活动，两手能在胸前接触、互握	第__月，第__天
		手大部分时间松开	第__月，第__天
感知觉	视觉	眼睛能立刻注意到面前的大玩具，并追随人的走动	第__月，第__天
	听觉	对声音更敏感，能区别笛声、铃声等不同的声音	第__月，第__天
		能辨别不同人的说话声音和同一个人不同的语调	第__月，第__天
	触觉	喜欢用嘴巴和牙床来探索物品，出现吮手指等现象	第__月，第__天
语言	交谈	开始咿呀学语，喜欢听自己的声音，喜欢与父母"谈话"	第__月，第__天
情感与社会性	情感	喜欢让熟悉的人抱，吃奶时发出高兴的声音	第__月，第__天
	社会性	能忍受喂奶的短暂停顿	第__月，第__天
		哭的时间减少，哭声分化，开始用哭声表达不同需求	第__月，第__天
生活自理能力	睡眠	睡眠规律，上午、中午和下午各一次；晚上能连续睡眠，逐渐停止喂奶	第__月，第__天
	识把	饭后定时大便，白天尿床减少	第__月，第__天

如果孩子的发育情况与上述指标有些出入，也不要着急，因为每个孩子的发育受多种因素影响，有明显的个体差异。如果你的孩子出现以下现象，需要及时就医查明原因，采取措施。

- 身高、体重、头围没有逐渐增加；
- 不能对人微笑；
- 不能转头找到发出声音的来源；
- 俯卧时，不能撑起上半身；
- 两只眼睛不能同时跟随移动的物体。

宝宝成长日记

● 在这里记下宝宝的成长故事：

贴上
宝宝的照片

关键期关键养育

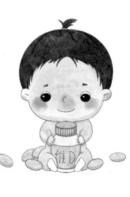

Chapter 4

第 4 个月

- 第 4 个月婴儿的养育指南
- 第 4 个月婴儿的学习与教育指南
- 给爸爸妈妈的建议
- 宝宝成长档案

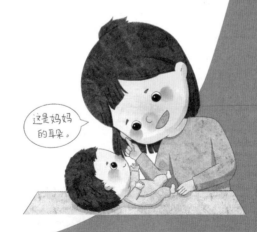

这是妈妈的耳朵。

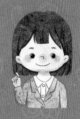

一、第 4 个月婴儿的发展特点

（一）生长发育特点

1. 身高和体重

生后 4 个月，宝宝身高的增长速度开始稍缓于前 3 个月。男孩平均身长约为 64.8 厘米，女孩平均身长约为 63.3 厘米。

这一时期宝宝体重的增长速度也开始稍缓于前 3 个月。男孩平均体重约为 7.5 千克，女孩平均体重约为 6.9 千克。

发育指标	男孩	女孩
平均身高 / 厘米	64.8	63.3
平均体重 / 千克	7.5	6.9

2. 头围和胸围

生后 4 个月，宝宝头围的增加速度较胸围开始减慢，男孩平均头围约为 41.6 厘米，女孩平均头围约为 40.6 厘米。

这一时期宝宝胸围的实际值已超出头围的实际值，男孩平均胸围约为 42.5 厘米，女孩平均胸围约为 41.3 厘米。

发育指标	男孩	女孩
平均头围 / 厘米	41.6	40.6
平均胸围 / 厘米	42.5	41.3

3. 牙齿

极个别的孩子在生后 4 个月即开始萌出第一颗乳牙。

4. 睡眠

这个阶段的宝宝每天的睡眠时长一般在 15 个小时左右。这时父母应为孩子安排合理的睡眠时间：除夜间睡眠外，白天可让宝宝睡三次，每次两个小时左右。

（二）心理发展特点

4 个月大宝宝的世界每天都发生着令人惊讶的变化，每天都充满了令人兴奋的发现。那些在你看来普普通通、习以为常的事物，对宝宝来说，却是他征服宇宙的开始。

这个月的宝宝，身体开始变得结实起来，躯体的肌肉也增强了，活动能力也比以前大有进步，逐渐能做一些有目的的动作了，动作姿势较以前更熟练、灵活，且呈对称性。拿东西时，能比较自如地运用拇指；扶立时，两腿能支撑身体；俯卧时，能把上身完全抬起，与床垂直。父母要帮助他及时开展翻身练习等身体的运动，从仰卧翻到侧卧，再从侧卧翻到俯卧，最后从俯卧翻成仰卧。这个时期宝宝的手部动作也在发展，能够握持玩具较长的时间。

这个月的宝宝已经在尝试与人互动了：他试着用各种方法与你们交流，咿咿呀呀地自说自话，含含糊糊地应答；他努力表达自己的情感需求——频繁的微笑、假装的咳嗽声、热切的眼神等；当然，他也很快就学会了怎样让你们知道他的不高兴，如大声哭闹、叫喊，用小手遮住脸，别过头去等，并且开始发出不满的抗议。此外，宝宝还能记住妈妈和其他亲人的脸，对妈妈和其他人的反应不一样，会亲近妈妈，看见妈妈时会微笑，并发出咿呀声。所以，这个阶段要特别注意宝宝的情感需求。

这个月的小宝宝还会大声笑了，声音清脆悦耳。如果有人跟他说话，他还会咿咿呀呀地回应。他能分辨大人的声音，会出声"说话"，经常自言自语，咿咿呀呀说个不停。而且他知道自己的名字，叫他会回应。面对宝宝了不起的成长，爸爸妈妈在欣喜之余，要积极做出应答，用比较慢的语速发音，让他看着你的口唇运动；经常逗引他说话，做问答游戏，练习发声，学习"交谈"。

这个时期的宝宝对玩具和物品也表现出浓厚的兴趣，喜欢与人玩耍，能识别出自己这个时期的熟悉的亲友以及经常玩的玩具。

尝试和接受新的事物，对宝宝的成长来说有着非常重要的意义。因此，父母应为孩子准备一些生动有趣、能响会动的玩具，如打鼓小熊、吃米小鸡、跳蛙等玩具，诱导宝宝的好奇心，让他学习观察；父母可以反复示范玩一些简单的玩具，如拨浪鼓，鼓励宝宝模仿，让他学着自己用手摇晃；教他熟悉并指认周围的人和物品。

超级链接

升降机运动

　　"升降机运动"是指把宝宝紧紧地抱在你的胸前，注意要托着他的头，屈膝，使他下降几厘米，然后突然停止；重复这个动作，使他轻轻地上下颠簸，达到乘坐升降机一般的效果；注意需要以很快的速度停下。这种办法几乎总能使不高兴的宝宝安静下来，并且能够发展宝宝的身体控制能力，培养勇敢精神。

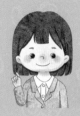

二、第4个月婴儿的养育指南

（一）第4个月婴儿的育儿要点

• 布置丰富多彩的空间，让宝宝多听、多看、多运动、多闻、多尝，加强感觉训练。

• 让孩子多听儿歌、童谣等音乐，母子一起舞蹈等，以丰富视听训练内容。

• 帮助宝宝学习翻身，练习主动伸手抓握玩具、双手扶奶瓶等动作。

• 帮助宝宝学习辨别亲近的人的声音，让他被叫名字时会转向发声的方向。

（二）营养与喂养

1. 坚持母乳喂养

宝宝4个月大时，妈妈一般就要上班了。有些妈妈会想，我的宝宝已经添加辅食了，现在可以不喂母乳，完全用其他食品来替代了吧。

这种想法是不对的。小宝宝在逐渐长大，营养素的需求量也在逐渐增加，适量增添辅食是必要的，但如果辅食增添不当，会引起消化不良。何况宝宝从母体获得的抗感染物质也在逐渐消耗、减少，抗病能力在下降。这个时候如果完全用牛奶或其他乳品替代母乳，宝宝就更不容易吸收，可能会发生肠功能紊乱，减缓其生长发育。

所以不要放弃母乳喂养，应坚持每天至少哺乳三次以上。

2. 妈妈上班后如何哺乳

上班前半个月开始做准备，可在正常喂奶后，挤出部分奶水放入奶瓶，让宝宝学会用奶瓶吃奶。另外也要让宝宝吃一些配方奶，慢慢适应除母乳以外的其他奶制品的味道。

上班时可以携带奶瓶收集母乳，工作休息时间及午餐时在隐秘场所挤奶。奶挤好后立即放在保温杯中保存，里面用保鲜袋放上冰块，或放在单位的冰箱中，下班后奶瓶仍要保持低温，到家后立即放入冰箱。所有储存的母乳要注明吸出的时间，便于取用。挤奶的时间尽量固定，建议在工作时间每三个小时吸奶一次，这样到了特定的时间就会来奶。可以用温水给储存母乳的奶瓶加热，不能用微波炉，否则会破坏营养成分。

（三）卫生与保健

1. 流口水不是病

4～5个月大的宝宝流口水并不是病态，而是宝宝生长发育过程中的一种正常生理反应。

这个阶段，宝宝口腔唾液腺的分泌变得旺盛起来，口水增多了。但由于宝宝太小，还没有学会往腹中吞咽口水。所以口水很容易溢出嘴外，造成"垂涎三尺"的现象。

家长完全不必为此担心，但应注意：宝宝躺卧时如果体位不当，会使口水返流进气管内，造成夜间呛咳。

2. 家庭小药箱

宝宝在成长过程中，不可避免地会发生一些摔伤、碰伤等意外，也会感染多种疾病。所以，家里应配备一些常用的医药用品，以便应急处理。

- **常备物品**：电子温度计、体温计、喂药器、药用棉签、消毒纱布、橡皮膏、脱脂棉、绷带等。

- **常用的内服药**：退烧药，如美林、泰诺林，还可准备退热贴；感冒药，中药类用途较广泛，副作用较小，如小儿豉翘清热颗粒、小儿热速清颗粒、小儿感冒冲剂等；肠道药，如妈咪爱、口服补液盐、益生菌等。药品需遵儿科医嘱使用。

- **常用的外用药**：3% 碘溶液、75% 的酒精、创可贴以及止痒软膏、眼药水、抗生素软膏等。

- **注意事项**：看清药品的出厂日期和失效期，看清药名、药量及用法。

（四）预防疾病

1. 警惕肠套叠

4 个月大的宝宝突然有阵发性哭闹，应警惕肠套叠的可能性。

肠套叠是一段肠子套进了下一段肠子里，导致肠梗阻，常见于 4 ~ 10 个月大的婴儿。这是一种非常棘手、不能拖延的疾病，其危险性在于套叠的肠管如果压迫时间超过 24 小时，会使血液循环受阻，进一步发生肠坏死，从而威胁到宝宝的生命安全。发生肠套叠后，每当肠子蠕动到套叠部分，就会引起剧烈的疼痛。由于肠蠕动是一波一波、隔几分钟动一次的，因此，发生肠套叠后，宝宝会有明显的阵发性哭闹，并伴有面色苍白、额出冷汗，随后可能会呕吐。揉肚子时，在右上腹或右中腹能摸到一个鸡蛋大小的肿块。发作几分钟后，宝宝安静如常，甚至可以入睡，但隔不久，腹痛会再次出现，又会哭闹不止。哭闹过 4 ~ 12 小时后，由于肠管缺血、坏死，多排出果酱样便或深红色水便。腹痛、呕吐、血便和腹部肿块是肠套叠的四大症状。

如怀疑是肠套叠，应毫不迟疑，迅速到医院就诊。

2. 宝宝腹泻怎么办

几乎每个宝宝都遭受过腹泻的折磨，尤其是年龄比较小的宝宝。腹泻很容易造成宝宝身体脱水和体内电解质紊乱。所以，当宝宝开始出现腹泻症状的时候，家长们一定要提高警惕，迅速采取合理的措施，帮助宝宝缓解不适症状。

宝宝腹泻主要是由以下一些因素引起的：一个是致病微生物（细菌、病毒、真菌、寄生虫等）通过被污染的食物、水或手口传播进入消化道，引起消化系统感染，多发生在夏秋两个季节；另一个主要是腹部受凉、消化不良等。宝宝因为天热而减少了消化液的分泌，又吃得过多，食物就会因为不能被充分消化而堆积在小肠上部，造成内源性感染和消化功能紊乱，肠蠕动增加，就会出现腹泻。如果因为增减衣服不当而使宝宝的腹部受凉，也会造成肠蠕动增加，从而出现腹泻。此外，对牛奶、花生、鱼、虾等蛋白质过敏，也容易引起宝宝腹泻。

宝宝腹泻期间，家长一定要勤为宝宝换尿布或尿不湿，勤帮宝宝清洗臀部，保持宝宝臀部干爽，并在儿科医生的指导下进行治疗和护理。

3. 预防接种

按照《国家免疫规划疫苗儿童免疫程序及说明（2021 年版）》规定的接种程序与接种方法，接种一剂脊灰减毒活疫苗（糖丸或口服滴剂），并进行百白破三联疫苗第二剂的接种。

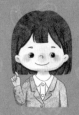

三、第4个月婴儿的学习与教育指南

（一）动作学习与教育

1. 拉大锯

●**目的：**锻炼孩子的手臂和腹部，训练孩子坐的能力。

让宝宝仰卧在床上，一边念儿歌，一边轻轻拉孩子的胳膊，帮助孩子坐起来。

拉大锯

拉大锯，扯大锯，姥姥门前唱大戏。

妈妈去，爸爸去，小宝宝，也要去。

2. 小宝宝，飞呀飞

●**目的：**学习对身体的控制，培养勇敢精神。

在宝宝清醒、愉快的状态下，爸爸可以把孩子从自己身体的左侧向右上方举，再从右侧向左上方举，边举边说："小宝宝，飞呀飞；我家宝宝飞呀飞。"

注意动作应轻柔。

3. 虫虫飞

● **目的**：锻炼孩子的小肌肉，训练孩子的手眼协调能力和语言动作协调能力。

让宝宝背靠在爸爸或妈妈的怀里，大人双手分别抓住孩子的两只小手，一边教他把两只手的食指尖对拢又水平分开，一边说"虫虫——飞"。如此反复，孩子会乐此不疲。

4. 婴儿健身操——划小船

● **目的**：锻炼宝宝的下肢肌肉，增强下肢力量。

宝宝仰卧在地垫上，家长抓住宝宝的脚踝，做交叉和分开双腿的动作，念一句儿歌交叉一次；交叉双腿时，交替更换放于上位的腿。家长的动作要轻柔、舒缓，使宝宝的腿部保持伸直状态，并与宝宝进行语言和眼神交流。

划小船

划呀划，划小船。

小船轻轻，小船弯弯。

划呀划，划小船。

划出小河，划过高山。

（二）语言学习与教育

1. 激发咿呀学语

● **目的**：拉长咿呀语，启发语言能力。

父母要养成与宝宝交谈的习惯，平时见到什么就对宝宝说什么，干了什么就讲什么。如每次喂奶时，都对宝宝亲切地说："宝宝饿了吧？宝宝要吃奶了。"吃完奶后，对宝宝说："宝宝吃得真香！宝宝真乖！"换尿布时对孩子说："尿湿了，不舒服了吧？"虽然宝宝还不明白这些话的意思，但他会和着你的声音，嘴里发出"啊""喔""鹅"等"特殊言语"和你交谈，这就为发展宝宝良好的语言能力奠定了最初的基础。

2. 学发声

● **目的**：逗引学发声，发生范围逐步由韵母向声母加韵母发展。

父母拿一个带响声的玩具，一边逗宝宝玩，一边对宝宝说："宝宝拿，na。"同时拉着孩子的手让他握住玩具，激发宝宝自发地连接声母和韵母。也可以在宝宝的床上方悬挂一个较大的、能发声的玩具娃娃，让仰卧在床上的孩子手脚都能碰到玩具，尽量逗引宝宝抓或蹬玩具，并发出 ma、na 等近似的声音。

（三）认知学习与教育

1. 认识自己

● **目的**：认识自己，发展自我意识。

家长抱着宝宝站在穿衣镜前，让他捕捉、拍打镜中人影，再握着他的手，指着他的脸反复叫他的名字，然后指着宝宝的五官（不要指镜中的五官），让宝宝认识自己。等宝宝熟悉了自己的五官后，再握着他的手，指点他身体的其他部位。宝宝会为发现自己、认识自己而高兴的。

自编童谣

一张小脸两只眼，

两道眉毛弯又弯，

鼻子嘴巴在中间，

两个耳朵挂两边。

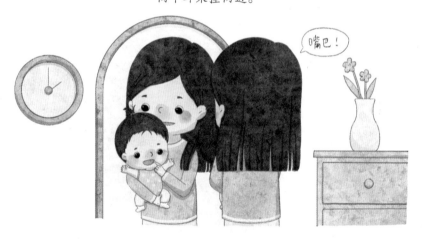

2. 寻找目标

● **目的：** 训练视听觉，提高适应能力。

家长抱着宝宝站在台灯前，用手拧开灯说："灯，灯。"刚开始，小宝宝只会盯着家长的脸，根本不会去注意台灯。但是，多次重复后，宝宝发现台灯一亮一灭，目光就会朝向台灯，同时听到"灯"的声音。渐渐地，台灯的形象和声音就建立了联系，以后只要听到大人说"灯"这个词，宝宝就会转头，以寻找目标。认识了一种物品后，家长可以用同样的方法教育宝宝认识家中的其他物品，如花、奶瓶、玩具、猫等，之后还要学会用手去指。

（四）情绪和社会交往的学习与教育

1. 摸摸妈妈脸

● **目的**：发展宝宝的感知能力，增进母子感情。

妈妈俯身面向小宝宝，朝他微笑，对他说话，做各种面部表情。与此同时，拉着宝宝的手摸摸你的脸，拉拉你的耳朵，边摸边告诉他"这是妈妈的脸""这是妈妈的耳朵"，然后发出"喵喵""咩咩"等声音，逗引孩子对你的脸感兴趣。然后，和宝宝一起照镜子，看孩子的反应。

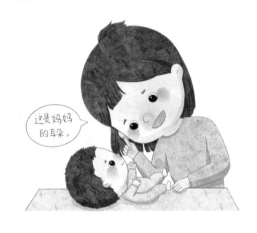

2. 藏猫猫游戏

● **目的**：逗引宝宝发出笑声，培养愉快情绪。

家长用毛巾把脸蒙上，俯在宝宝面前，当宝宝把你脸上的毛巾拉下来，就用夸张的表情说一声："喵儿。"这样会逗得宝宝咯咯地笑。玩过几次之后，宝宝会把脸藏在衣被内，主动同大人做"藏猫猫"游戏。让宝宝喜欢注视你的脸，训练他分辨面部表情，使他对不同表情有不同反应。

3. 叫名儿

- **目的**：让宝宝能转头朝向别人，培养宝宝发出声音。

爸爸抱着宝宝，妈妈站在宝宝背后，用亲切的声音叫宝宝的名字。当小宝宝转头看妈妈时，妈妈用惊喜的声音回应孩子："真了不起，知道是叫你了。"逗宝宝发出开心的笑声。

（五）生活自理能力培养

第4个月婴儿生活自理能力的训练着重于两点：

第一，逐步培养婴儿良好的睡眠习惯，白天清醒的时间较长，晚上能整夜进入梦乡；

第二，初步培养婴儿用勺舔食。

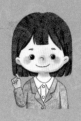

四、给爸爸妈妈的建议

（一）第4个月婴儿的教养建议

睡眠习惯早养成

婴儿由于大脑发育还不是很完善，大脑皮层容易处于兴奋状态，因此很容易疲劳。睡眠是使孩子大脑恢复能量的最好方法，同时也是保证儿童生长发育的重要条件。儿童体内促进身高、体重增长的生长激素，只有在睡眠状态下才能分泌。所以，保证孩子每天有充足的睡眠时间，养成良好的入睡习惯和有规律的作息，是促进婴儿身体生长和智力发展的保障。

生后4个月，宝宝的睡眠时间和睡眠状态都有很大变化，睡眠时间逐渐缩短，觉醒时间逐渐延长。一般来说，这个阶段的宝宝白天只睡2～3次小觉，每次睡两个小时左右，夜晚则睡一个长觉，有的宝宝甚至可以一晚上睡6～7个小时，一天睡15～16个小时。这样爸爸妈妈的生活作息也能逐渐恢复正常，夜间可以睡得比较安稳了。

为使孩子养成良好的睡眠习惯，家长应确保如下几方面：

●创造良好的睡眠环境。室内要安静，空气要清新，室温不宜过高，避免强光刺激。

●不要过饥或过饱。如果吃得不饱，孩子会经常饿醒啼哭；如果喂得过饱，孩子不舒服，也难以入睡。

●睡前不要逗弄孩子，以免让他兴奋。

- 不要摇晃、拍哄孩子睡觉，让孩子建立自然入睡的习惯。
- 每天的睡眠时间应相对固定。

小宝宝要睡觉

1=E   3/4   刘明将词曲

1—2 | 3——|3—2|1——|1—3|2—1|2—|

风 不 吹， 树 不 摇， 鸟 儿 也 不 叫。

1—2|3——|3—2|1——|1—3|2—2| 1—— ‖

小 宝 宝 要 睡 觉， 眼 睛 闭 闭 好。

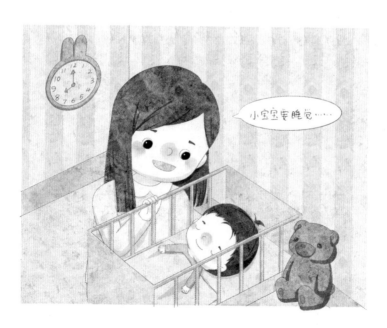

（二）教爸爸妈妈一招

湿疹的护理

湿疹俗称奶癣，是一种常见的婴儿过敏性皮肤病，多发于面颊、额、颈、胸等部位。急性期患处奇痒，呈红血疹，很快变成小水泡，破后流水结痂，渗出部位红肿逐渐减轻；非急性期以丘疹为主。由于又痛又痒，宝宝常哭闹不安，严重影响喂养和睡眠。

家长千万莫心焦，专家教你这几招：

（1）**局部护理**。水泡破后不要洗澡，每天用1%～4%硼酸溶液清洗患处，湿敷15分钟，再涂以15%氧化锌软膏。等湿疹以红丘疹为主时，用温水洗澡，但不能使用肥皂或浴液。家长分不清病情时千万不要乱涂药，要请儿科医生诊治。

（2）**饮食管理**。避免喂过量的食物，以保持婴儿能够正常消化。如果怀疑是牛奶过敏，可煮得时间长些，使其蛋白变性，减少致敏物。

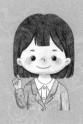

五、宝宝成长档案

下面是 4 月龄宝宝的生长发育指标和心理发展指标，请家长认真读一读，并仔细测量孩子的各项发育指标，观察孩子的行为表现，记录在表格右侧，以帮助你了解孩子的发育是否在正常范围。如果你的孩子的发育情况与下列指标有些出入，也不要着急，因为孩子的发育受多种因素影响，有明显的个体差异。

第4个月 婴儿的生长发育指标

发育指标	4 月龄平均标准		记录
	男孩	女孩	
身高 / 厘米	64.8	63.3	
体重 / 千克	7.5	6.9	
头围 / 厘米	41.6	40.6	
胸围 / 厘米	42.5	41.3	
前囟	前囟仍存在，骨缝和后囟关闭		
牙齿	个别宝宝开始萌出第一颗乳牙		
睡眠 /（小时 / 天）	15		

第4个月 婴儿的心理发展指标

分类	项目	指标	记录
动作	抬头	能够仰卧抬头90度	__月__日
	仰卧抬腿	在仰卧的宝宝腿上方吊球，能够抬腿踢球	__月__日
	俯卧	俯卧时能用前臂撑起前胸，与床垂直	__月__日
	翻身	能够从俯卧位仰翻，通常用上肢撑起身体来辅助	__月__日
	扶站	扶掖可站片刻	__月__日
	抓取	能用手握持玩具片刻	__月__日
		能同时伸出双臂，试图取物；扶前臂能够伸手拍击悬挂的带响玩具	__月__日
感知觉	视觉	视线灵活，能从一个物体转移到另外一个物体	__月__日
		能够辨别出基本的颜色，如红、黄、蓝	__月__日
	听觉	有探索寻找声源的动作	__月__日
	嗅觉	能够稳定地区分不同的气味	__月__日
	触觉	能够有意识地去够物体，并通过触觉探索外在世界	__月__日
语言	发音	被逗时咯咯笑，安静时自己发出咿咿呀呀的声音	__月__日
情感与社会性	情感	认识亲人，当大人逗引时会用声音应答，开始出现认生现象	__月__日
	社会性	照镜子时，会注意到镜子中自己的影像，并做出反应	__月__日
生活自理	张口舔	用勺喂米粥时能够张口舔	__月__日
	扶奶瓶	能够双手扶奶瓶	__月__日

宝宝成长日记

● 在这里记下宝宝的成长故事：

　　　　　　　　　　　　　　　　　　　　　　　　贴上
　　　　　　　　　　　　　　　　　　　　　　　宝宝的照片

关键期关键养育

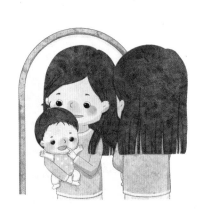

Chapter **5**

第 5 个月

- 第 5 个月婴儿的发展特点
- 第 5 个月婴儿的养育指南
- 第 5 个月婴儿的学习与教育指南
- 给爸爸妈妈的建议
- 宝宝成长档案

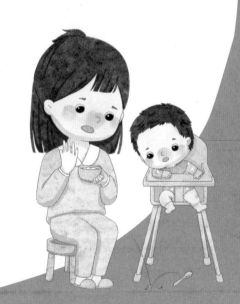

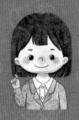 # 一、第 5 个月婴儿的发展特点

（一）生长发育特点

1. 身高和体重

5 个月大宝宝的身高比上个月平均增长 2 ～ 2.1 厘米，男孩的平均身高是 66.9 厘米，女孩的平均身高是 65.3 厘米。

这一时期宝宝的体重比上个月平均增加了 0.5 千克，男孩的平均体重是 8.0 千克，女孩的平均体重是 7.4 千克。

发育指标	男孩	女孩
平均身高 / 厘米	66.9	65.3
平均体重 / 千克	8.0	7.4

2. 头围和胸围

5 个月大宝宝的头围比上个月平均增长 0.8 ～ 1 厘米，男孩的平均头围是 42.5 厘米，女孩的平均头围是 41.5 厘米。

这一时期宝宝的胸围比上个月平均增长了 0.5 ～ 0.6 厘米，男孩的平均胸围是 43.0 厘米，女孩的平均胸围是 41.9 厘米。

发育指标	男孩	女孩
平均头围 / 厘米	42.5	41.5
平均胸围 / 厘米	43.0	41.9

3. 牙齿

有些宝宝这时候开始萌出乳牙。

（二）心理发展特点

这个时期宝宝的体力正在逐渐增加，已经可以从俯卧翻身转为仰躺了，如果你轻轻拉住他的双手，他可以努力地坐起来。

宝宝的运动能力已经有了很大的提升，除了能自己翻身，还在练习用手抓握东西。宝宝4～5个月大时，看到东西就想去抓，当然不一定能抓得到、拿得稳，因为此时的宝宝还不能准确地辨别空间位置。

研究表明，5～6个大月的宝宝看到并能准确抓住物体的成功率为20%；8个月大时，成功率达到100%。

所以，家长们不用着急，经过不断练习，加上"坐"的姿势不断进步，宝宝的手眼协调能力正在逐步发展。瞧，以下就是宝宝即将获得的本领：能抓住近处的玩具并盯着它玩耍；拿着一个玩具时，能注视另一个玩具；仰卧时会两手抚摩玩具；手眼协调得比较好。

宝宝越来越会"说话"了，开始模仿爸爸妈妈的说话声，发出表达自己意愿的不同声音。他正在学习如何定位声音的来源，并会积极地寻找目标。他们还能长时间拉长声音，出声的次数明显增加，有时候自己还会主动笑出声来。

　　发现脚丫是 5 个月大的宝宝探索自己身体的新信号。脚丫在这一月龄是常常陪伴宝宝的"玩伴"，宝宝一般会玩脚丫，还会吃脚丫。

　　5 个月大的宝宝对头部的控制能力在加强，扫视环境更加容易，开始积极地对事物进行观察，总是在注意自己周围发生的一切。这时的宝宝已经可以准确地抓住物体了，这是他协调性发育的标志。玩具不见后，他的双眼会跟着找；见到食物时，会表现出兴奋的模样；愉快的时候，手脚会随意挥舞。

　　这时的宝宝情绪更加丰富，喜欢听爸爸妈妈说话；当爸爸妈妈叫他的名字时，他会有所反应，并做出友好的表示；对妈妈表现出最初的依恋情绪，喜欢亲近妈妈，听到妈妈的声音会有高兴的表示；喜欢接近其他小朋友。

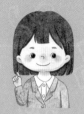

二、第5个月婴儿的养育指南

（一）第5个月婴儿的育儿要点

- 训练宝宝坐和扶站，引导宝宝抓悬挂着的玩具。
- 接种百白破疫苗的第三剂。
- 注意宝宝周围的环境，消除隐患，以免发生危险。
- 随时注意宝宝的情绪变化，及时给予爱护和抚慰。
- 学认人和物，听音乐、儿歌、童话和其他故事。
- 经常带宝宝到户外，丰富宝宝的感知觉。

（二）营养与喂养

5个月大宝宝的营养小秘诀

宝宝5个月大的时候，已经开始能摄取母乳及奶粉以外的食物了，如果宝宝的身体状况良好，可以尝试在月末期喂一些断奶食品。刚开始的一个月左右，可以在喂奶前少喂一点儿，一天喂一次。喂断奶食物的原则是以宝宝习惯为主，所以不用着急，只要耐心尝试就好。

如果宝宝不喜欢吃或者是身体状况不好，必须立刻停止喂食，观察宝宝的情况以后，再决定是否继续喂下去。断奶时期是宝宝练习吞咽食物的时期，所以家长要准备口味清淡的糊状食物。

（三）卫生与保健

1. 宝宝眼屎多怎么办

细心的家长会发现宝宝早上醒来的时候，眼睛上可能会有些眼屎。这是因为这个时期眼睫毛容易向内生长，眼球受到摩擦刺激，就产生了眼屎。一般到1岁左右，睫毛会自然向外生长，眼屎就渐渐少了，所以用不着治疗。可以用温湿的毛巾擦干净，必要时在儿科医生指导下进行护理。

2. 宝宝睡觉时爱出汗是怎么回事

出汗是人体的一种正常的生理现象，汗液可以带走体内多余的热量和一些代谢产物。由于小儿生长发育迅速，新陈代谢比成人要旺盛，因此产生的热量及代谢产物也相对较多。

同时，小儿的植物神经发育不健全，在入睡时，主管汗腺的交感神经会因失去大脑的控制而一时兴奋，出现汗多现象，这完全是正常的。只要宝宝没有其他症状，如烦躁、哭闹、易醒等，就不必管他。

出汗往往发生在入睡后半小时之内，以额头出汗为主，一般会在入睡后两小时之内慢慢停止。但如果孩子平时身体虚弱，夜间入睡时大汗淋漓、如同水浇，甚至整夜出汗，弄湿枕头和衣服，并且伴有烦躁、哭闹、消瘦等症状，就属于病理性多汗了。常见的原因一般是维生素D缺乏性佝偻病，除夜间多汗外，还伴有烦躁、睡眠不宁、易惊醒、鸡胸等症。如果有上述症状，要及时就医，在医生的指导下适量补充维生素D及钙剂。

3. 小心宝宝摔伤

5个月大的宝宝运动能力已经有了很大的提升，能自己翻身、用手抓握东西等，此时最常见的事故是宝宝从床上掉到地上。因此，要特别注意宝宝周围的环境，消除隐患，以免发生危险。

不要让宝宝独处，哪怕他在熟睡中。

最好让宝宝在婴儿车或有栏杆的小床上睡觉、玩耍。

宝宝的小床四周一定要有高于宝宝胸部的围栏，以防宝宝翻身时从床上滚下去。

4. 宝宝头皮上长乳痂怎么办

小宝宝头顶上之所以长乳痂，主要是由于有些家长不敢去触摸他的前囟门，更不敢去清洗。时间长了，乳痂就会越积越厚，变成厚厚一层，这样既不卫生，又影响美观。

其实，清除头顶上的乳痂方法很简单，可以用清洁的植物油来清洗。方法是先将植物油加热，等它冷却以后，再把它涂在有乳痂的地方，过24小时后，再用小梳子慢慢地、轻轻地梳一梳，

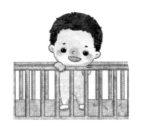

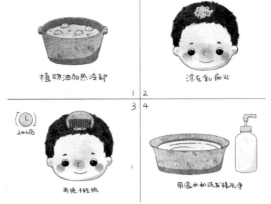

植物油加热冷却　　涂在乳痂处
24h后　用梳子轻梳　　用温水和洗发精洗净

头皮上的乳痂就会掉下来，然后用婴儿洗发精和温水把头皮洗干净。对于头皮乳痂比较厚的宝宝，需要用上面这种方法多涂几次、多洗几次，才能把乳痂去掉。

需要注意的是，清洗头皮乳痂的动作要轻柔，不要用梳子硬梳，更不要用手指甲去硬抠，这样容易弄破宝宝头皮，引起感染。

（四）预防疾病

1. 摇晃综合症

年轻的爸爸喜欢抱着宝宝举高高，用力过猛的时候，会使宝宝的头部受到猛烈摇晃，造成大脑损伤，即摇晃综合症。

损伤较轻的时候一般不容易发现，但会诱发学龄期的多动症、感觉统合失调等多种疾病。严重时会引起呕吐、昏迷、目光呆滞、精神萎靡。

只要我们平时照顾宝宝时动作轻柔，摇晃综合症是可以避免的，盲目地抱着宝宝来回频繁摇晃或在摇篮里摇动的做法都是不可取的。

2. 宝宝输液时的护理

生病的小宝宝在输液时，家长应如何护理？

● 输液前，家长应帮助排尿，准备好尿布和被褥，以防患儿着凉。

● 穿刺时，家长本人应消除紧张的心情，协助护士按压患儿穿刺部位，保证穿刺一次成功。

● 穿刺完毕，家长应协助护士用夹板和绷带固定穿刺部位，并随

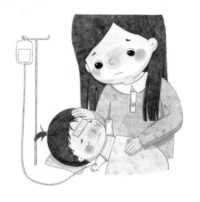

时观察液体是否通畅，不要让输液管扭曲、受压、移位。

● 掌握输液的速度。一般来说，儿童输液的速度是每分钟 20 ～ 40 滴。

● 在整个输液过程中，应保持穿刺部位及输液瓶口的清洁无菌，密切观察患儿病情变化。如出现发冷或寒颤，继而发热，并伴有皮肤潮红、头痛，证明患儿出现了输液反应，应立即通知医生。

3. 预防接种

根据卫生部制定的儿童免疫程序，婴儿在 5 月龄时应进行第三剂百白破疫苗的接种。至此，百白破疫苗的接种全部完成。

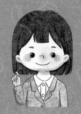

三、第 5 个月婴儿的学习与教育指南

（一）动作学习与教育

1. 翻翻身

● **目的：** 学习 180 度翻身，从俯卧位翻至仰卧位。

在宝宝俯卧时，将玩具放在宝宝一侧，帮助他将该侧的胳膊放平。轻轻用玩具逗引，让他的眼和头朝向该侧，再帮他把足和臀部放在仰位，宝宝会轻松地翻身仰卧。多练习几回，宝宝就会自己从俯卧位翻至仰卧位了。

2. 学会自己坐

● **目的：** 从倚坐过渡到独坐。

在宝宝倚靠着垫子坐起来玩时，渐渐让宝宝离开靠垫的东西，大人把手放在宝宝两侧做保护，让宝宝独坐一会儿。经过多次练习，宝宝会渐渐学会用两手支撑身体，不必靠着东西，自己就能坐起来。从两手支撑到一手支撑，再到完全不必支撑，两手可以拿着玩具玩，身体还可以左右倾斜而保持平衡，这就是真正的能坐稳了。

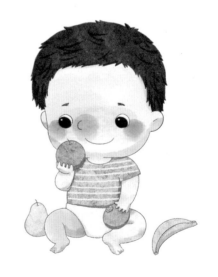

3. 一手抓一个

● **目的**：锻炼手的抓握能力。

桌面上放两个玩具，宝宝会先伸手抓取一个，然后再伸另一只手去抓第二个。要事先将玩具洗净消毒，因为宝宝抓住东西后，会马上放入嘴里啃咬，看看它能不能吃。有时抓不稳，玩具会掉到地上弄脏，这时大人应摇头摆手，告知"不能吃"。

4. 抓脚丫

● **目的**：激发站立和走路的潜在兴趣。

给宝宝洗澡时，告诉宝宝："这是小脚丫。"然后轻轻抓住宝宝的脚丫，并对宝宝说："我来抓一抓。"多重复几次，还可以抓住宝宝的小手，让宝宝摸摸自己的小脚丫。

（二）语言学习与教育

1. 听名字回头

● **目的**：让宝宝听懂自己的名字。

首先，对宝宝的称呼要固定，最好从一开始就用大名称呼，而不用小名。如果家长一会儿叫他宝宝，一会儿叫他大名或是另起的爱称，孩子就不知道大人到底在呼唤谁。要证实孩子是否能听懂自己的名字，可以在有其他孩子在场时，先叫别人的名字，看他是否回头（听声转头）；然后叫孩子的大名，如果他回头，就知道他能听懂自己的名字了。

如果全家都用同一个名字称呼孩子，到第 5 个月，孩子就能听懂自己的名字了。完全未接受训练的孩子要到第 7 个月才能听懂自己的名字。

2. 小小社交家

- **目的**：与宝宝交谈，引导宝宝发音。

宝宝仰卧在床上，家长手拿小乐器，在宝宝视线范围内摇动乐器，一边叫宝宝名字，一边说乐器名称。比如可以说："王佳明，王佳明，看一看！小沙锤，沙沙沙！"

宝宝听到乐器声响和自己名字后会四处张望，有的小朋友会发出"嗯""啊""吧"等音节。当宝宝发声时，家长要重视宝宝的发音，给予回应，让宝宝意识到你是在听他说话的，从而鼓励宝宝发音。当宝宝发出"吧"时，家长可以拉长声音，回应"吧啊啊啊啊啊"；宝宝说"哦"，家长可以回应"哦哈哈哈哈"等。

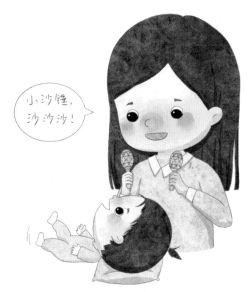

小沙锤，沙沙沙！

（三）认知学习与教育

1. 尝一尝

- **目的**：发展味觉，理解语言，用动作配合语言。

用小勺盛一点儿大人餐桌上的菜汁、水果汁等各种食物汁，让宝宝尝一尝。如果是宝宝喜欢的味道，他会伸手抢勺子。酸甜菜汁是宝宝最喜欢的味道。如果吃苦瓜，也不妨让宝宝尝尝，尝到苦味他会躲开，闭紧嘴唇表示不爱吃。

2. 认物

- **目的：**听声音，让目光注视目的物。

从第5个月起，选择家里的一种东西让宝宝学认。宝宝喜欢认发光的、会跑的、色彩鲜艳的东西，按他的兴趣选目的物效果最佳。当宝宝学会注视之后，要拿住他的小手去抚摸目的物，从而过渡到听声指物，即听到大人说某物的词音，孩子就知道用手去指。

3. 寻找掉落的东西

- **目的：**学习寻找从视线里突然消失的东西。

拿一个滚动时能发出声音的玩具球，从桌子边滚到另一头，让它自然落地并发出声音，看看宝宝能否用眼睛随着声音发出的方向寻找。宝宝在3个月大之前，只能用视线随着滚球注视一定距离，直到4个月大，也只能盯着视线所能及的物品。到5个月大，宝宝开始对突然消失的物和人产生寻找的欲望，有了看不见的物体并非消失了的意识。于是他会伸头去观察发出声音的地方，看是否有他的玩具。平时家长可以故意把金属勺子、刀等掉在地上，发出声音，看看宝宝是否会伸头去找。当他看到掉落的物体时，家长要用夸张的语气说："啊，在这儿！宝宝会替妈妈找东西了，真棒！"通过表扬，使宝宝更愿意寻找掉落的东西，开始有了观察能力。

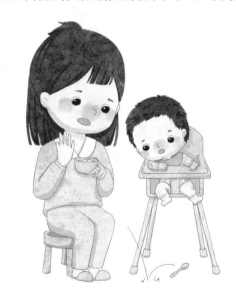

（四）情绪和社会交往的学习与教育

亲子关系和同伴关系是宝宝最重要的人际关系。良好的亲子关系会使宝宝生活在有爱和谐的环境中，保持良好的情绪体验，爸爸妈妈可以通过亲子活动，增进亲子交流与互动。同时要多为宝宝创造一些与同伴交往的机会，多带宝宝到小朋友多的地方去，引导他注意其他小朋友，帮助宝宝克服怕生、焦虑的情绪，让宝宝学会正确地表达对他人的情感。

1. 宝宝和妈妈跳个舞

●**目的：**培养宝宝的良好情绪，增进母子之间的情感交流。

随着音乐，妈妈抱起宝宝跳舞，使宝宝的身体旋转360度，并上下移动。宝宝非常喜欢这种运动，不但不会哭，反而会开心地笑，有时还会活动四肢表示快乐。在乐曲中活动比安静地旋转更好，它是一种节律性的旋转刺激，使宝宝对音乐、律动和舞蹈都抱有兴趣。

2. 爸爸举高高

●**目的：**通过举高游戏，培养愉快情绪和父子之间的亲情。

宝宝非常喜欢让爸爸举高，然后再放低。一面举，一面对宝宝说"宝宝飞飞"。举的次数多了，当爸爸说举高时，宝宝就会将身体向上做出相应的准备。在举高的时候，要注意安全，千万不要做抛起和接住的动作，以免失手让宝宝受惊或受伤。

3. 找朋友

●**目的：**发展与人交往的能力。

抱宝宝到公园玩，让他看到别的小朋友在学走路，或在滑梯上玩耍。先让他在远处观察，渐渐走近，如果宝宝在笑，表示他喜欢与小朋友接近，让他跟小朋友"握握手"。如果宝宝扑到母亲怀中，表示他害怕，不要勉强，只让他在旁观看，直到出现笑容时，再让他与别人亲近。

（五）生活自理能力培养

自己吃饼干

给宝宝一块软的、能用小手捏住的饼干，笑着对他说："宝宝乖，吃饼干了。"用手帮宝宝把饼干移到嘴边，让他将饼干放到嘴巴里咀嚼并咽下。

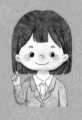

四、给爸爸妈妈的建议

（一）第5个月婴儿的教养建议

爸爸——宝宝成长中不可忽视的角色

在宝宝成长的过程中，妈妈承担了大部分喂养、看护和教育的责任，而年轻的爸爸往往认为自己的任务就是专心致志地赚钱养家，无意中减少了和宝宝相处的机会。

儿童心理学和教育学的研究表明，爸爸和宝宝的交往具有妈妈无法替代的作用：

（1）促进宝宝感知觉的全面发展。爸爸和宝宝的游戏大多属于身体性的游戏，比如爸爸喜欢把宝宝抛上抛下，让宝宝四处摸索爬行寻宝等，这样的游戏能有效地发展宝宝的触觉、本体觉和运动觉，也为宝宝将来操作智力的发展打下坚实的基础。

（2）促进宝宝智力的迅速发展。宝宝和爸爸在一起时，会在爸爸的引导下，通过各种操作性的、探索性的、变化多样的游戏，学到更丰富的知识，刺激宝宝的好奇心、想象力和创造力的发展。研究发现，爸爸和宝宝游戏的时间越多，宝宝的智商越高；爸爸对男孩智力发展的影响要比女孩大。

（3）促进宝宝良好个性的养成。爸爸和宝宝游戏时，更经常鼓励宝宝尝试新鲜的游戏，鼓励宝宝勇敢探索，独立克服困难，积极进取。爸爸的个性特征和游戏精神，会让宝宝有意无意中养成适应现代社会要求的良好个性品质。

（4）**满足宝宝积极的情感体验**。爸爸和宝宝的游戏往往更富有刺激性和挑战性，这会让宝宝从中得到极大的兴奋和快乐，这种积极的情绪体验会让宝宝变得活泼、开朗，乐于和人交往，也会让宝宝觉得爸爸的存在是一种安全的依托，有助于宝宝和爸爸之间建立起密不可分的感情纽带。

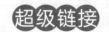

心理"弹簧"作用大

孩子的心理"弹簧"可以简单理解成一杆天平，天平的一端是负面的经历，一端是正面的经历。科学研究表明，不同的经历会改变天平的支点，让它向更好或更坏的方向移动。当积极的经历不断增多时，孩子能学习到帮助他们处理压力的应对技巧，天平会更容易向积极的一方倾斜，这就是心理"弹簧"的关键。具有高心理"弹性"的孩子能够以积极的态度应对成长过程中出现的挫折和困难，具有更好的抗挫能力。

因此，后天环境，特别是早期良好的家庭教育和亲子关系，对培养孩子的心理"弹簧"至关重要。

（二）教爸爸妈妈一招

1.5 个月大的宝宝玩什么

这个月龄的宝宝视觉和听觉能力已经比较灵敏，除了给宝宝哗铃棒、小摇铃、打鼓小熊等带柄的玩具以供抓握，还可以给宝宝提供其他玩具。

可啃咬玩具： 6 个月以下的宝宝有强烈的吸吮欲望，加之在快要长牙时，牙床会变软，给宝宝提供可啃咬的硬物，可以缓解长牙期的不适。父母可以为宝宝提供磨牙棒，也可以提供塑料勺子。值得注意的是，可啃咬的物品不宜过小，以免儿童吞咽，也不宜过大，否则儿童抓握不住。

音乐娱乐类玩具： 给宝宝提供能发出美妙音乐的玩具，可以丰富孩子对音乐的感受。家长们可以为宝宝准备手按喇叭、摇铃、沙锤等音乐玩具。一般孩子看到形象生动有趣、能响能动的玩具，如打鼓小熊、吃米小鸡、跳蛙等，会手舞足蹈，听到音乐以及电子琴等发出的美妙声音，也会随着节奏摆动手脚。家长可以教宝宝如何把音乐盒的声音按出来。

除了以上这些玩具外，还可选择以发条、机动、惯性、声光电等作为动力的形象玩具，如猫滚球、各种交通玩具、帆布兜秋千、摇鼓、手按喇叭、陀螺等。

2. 为宝宝准备一辆儿童车

为了让宝宝接触更多的外界环境，准备一辆儿童车是非常有必要的。

儿童车的样式很多，应选择可以放平的类型，使宝宝可以躺在里面，拉起来也可以使宝宝斜躺，还可以让宝宝坐在车里。车上最好装有篷子，这样就不怕刮风下雨了。车子的轮子最好是橡胶的，推起来不至于颠簸得太厉害，否则会对宝宝的脑发育不利。

当家长做家务事时，可放心地将宝宝放在车子里，放在自己的活动范围内，避免宝宝独自在房间内坠床的危险。家长可每天可推着车子到室外活动，让宝宝接受阳光照射，增强身体抵抗力，预防维生素 D 缺乏性佝偻病，呼吸新鲜空气，接受和风的吹拂，以增强皮肤对外界环境的适应能力。同时，可以让宝宝接触自然环境中的事物，通过亲子之间的交流，让婴儿对大自然有更多的了解，如小鸟会飞、小虫会爬、树叶是绿的、花是红的等。这对婴儿的身心发育非常有利。

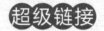

电子"印刻"

心理学家洛伦兹发现，如果小鹅出生后第一眼看到的活动物体是实验者，它们就会把实验者当作妈妈，紧紧跟随。这就是印刻现象，即有机体在生命早期的敏感阶段，会对最先看到的活动物体产生依赖。目前每个家庭中，手机、电视等电子设备都是必不可少的。婴儿出生后一个半月左右，耳朵就能听到声音，如果孩子长期在有电视和手机播放的环境中生活，很可能让孩子对电视和手机产生印刻，从而影响孩子的性格。

因此，父母在孩子面前要减少电子设备的使用，多跟孩子交流。

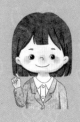

五、宝宝成长档案

下面是 5 月龄宝宝的生长发育指标和心理发展指标，请家长认真读一读，并仔细测量孩子的各项发育指标，观察孩子的行为表现，记录在表格右侧，以帮助你了解孩子的发育是否在正常范围。如果孩子的发育情况与下列指标有些出入，也不要着急，因为孩子的发育受多种因素影响，有明显的个体差异。

第5个月 婴儿的生长发育指标

发育指标	5月龄平均标准		记录
	男孩	女孩	
身高 / 厘米	66.9	65.3	
体重 / 千克	8.0	7.4	
头围 / 厘米	42.5	41.5	
胸围 / 厘米	43.0	41.9	
牙齿	少数婴儿开始出乳牙		
前囟	仍未闭合		

第5个月 婴儿的心理发展指标

分类	项目	指标	记录
动作	扶站	双手扶宝宝腋下站在平面上，能站立2秒	__月__日
	靠坐	将宝宝放在沙发和小椅子上，能靠坐10分钟	__月__日
	抓握	分别将两个玩具放在宝宝两侧，宝宝会一手抓一个	__月__日
语言	听名字回头	大人在宝宝背面或侧面呼唤宝宝名字，宝宝会转头注视	__月__日
	模仿发辅音	宝宝高兴时，大人与其面对面发辅音，宝宝会模仿发出两个辅音	__月__日
认知	找掉落玩具	大人将带声响的玩具在孩子面前掉在地上，发出声音，孩子会伸头转身寻找	__月__日
行为	望镜中人	将宝宝竖抱在穿衣镜前，逗引其看镜中人，宝宝会对镜中人发笑	__月__日
自理	自喂饼干	给宝宝一块磨牙饼干，能自己放在口中吃	__月__日

宝宝成长日记

● 在这里记下宝宝的成长故事：

贴上
宝宝的照片

Chapter **6**

第 6 个月

- 第 6 个月婴儿的发展特点
- 第 6 个月婴儿的养育指南
- 第 6 个月婴儿的学习与教育指南
- 给爸爸妈妈的建议
- 宝宝成长档案

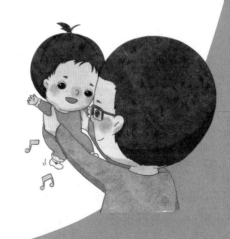

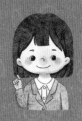

一、第 6 个月婴儿的发展特点

（一）生长发育特点

1. 身高和体重

6 个月大宝宝的身高比上个月平均增长 1.7 ~ 1.9 厘米，男孩的平均身高是 68.7 厘米，女孩的平均身高是 67.1 厘米。

这一时期宝宝的体重比上个月平均增加了 0.4 千克，男孩的平均体重是 8.4 千克，女孩的平均体重是 7.8 千克。

发育指标	男孩	女孩
平均身高 / 厘米	68.7	67.1
平均体重 / 千克	8.4	7.8

2. 头围和胸围

6 个月大男孩的平均头围是 43.4 厘米，女孩的平均头围是 42.2 厘米。

这一时期男孩的平均胸围是 43.3 厘米，女孩的平均胸围是 42.2 厘米。

发育指标	男孩	女孩
平均头围 / 厘米	43.4	42.2
平均胸围 / 厘米	43.3	42.2

3. 牙齿

正常婴儿一般在出生后 6 ~ 7 个月出牙，也有早在出生后 4 个月或晚至出生后 10 个月才出牙的，均属正常范围。正常乳牙该长几颗？我们可以这样估计：月龄 – 4（或 6）= 乳牙数。比如 10 个月大的婴儿，乳牙数应为 6 颗或 4 颗。数一数宝宝的牙齿，数量正常吗？

乳牙萌出有一定的顺序：先出 2 颗下颌中切牙（下门牙），后出上面的 4 颗切牙（上颌中切牙、上颌侧切牙），再出 2 颗下颌侧切牙。到 1 岁左右，共出 8 颗乳牙。

（二）心理发展特点

1. 运动机能

宝宝能独坐片刻、自握脚玩，会坐在大人的膝盖上；喜欢翻身，能较熟练地从仰卧翻到侧卧；会抓住东西、会撕纸、抓去蒙在脸上的手帕，能将物体从一只手传到另一只手。

6 个月大的宝宝能从仰卧到俯卧、从俯卧到仰卧，想怎么翻就怎么翻。仰卧时，宝宝会将头抬起，高举双脚，并用手去抓双腿。此外，当宝宝的脚底感觉到压力的时候，他会用力蹬踏，并乐在其中。俯卧时，宝宝会以腹部为支点，灵活地活动双手。此时宝宝会非常积极地观察和探索自己眼、手、脚所及范围内的任何东西。如果给他一个可敲打的玩具，宝宝就会拿它敲打出声音。宝宝如果发现好玩的东西，会主动伸手去抓，不只是玩具、彩笔或家人看的报纸，只要是宝宝好奇的、感觉好玩的，他都会伸手去抓，一旦抓到物体，就会对其进行一番探索。他会对拿到的东西注视一会儿，有时可能把东西前后移动并转动方向，以便从各个角度观察它。

2. 语言能力

这时的宝宝开始理解自己的名字，听到名字被叫会转头；大人叫宝宝时，他会有反应；在外边玩时，听到"妈妈"会朝母亲看。多数宝宝此时能顺着声音去寻找落地的物体。

3. 认知能力

这时的宝宝学会了认东西，听到物品名称能用眼睛寻找目标。如果看不见妈妈，宝宝也会环顾四周，做出寻找的动作，或者对妈妈探出身体，做出要抱的姿势。到满 6 个月时，有的宝宝可以学会用手去指。这时的宝宝还开始选择自己喜欢的玩具。

4. 情绪与社会化

这时的宝宝开始认生，能够把熟悉的人和生疏的人区分开，对家庭中熟悉的亲人表现得表情放松、笑容可掬，注视生人时则收敛笑容，或用眼睛警惕地盯着生人，表现出严肃、紧张的态度。宝宝的表情更丰富，能够表现出害怕、厌恶、生气等情绪。这时的宝宝喜欢照镜子，对镜子中的面孔感兴趣，能区分妈妈的脸和自己的脸，会对镜中人笑，并试图伸头到镜子背后找镜中人。

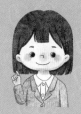

二、第6个月婴儿的养育指南

（一）第6个月婴儿的育儿要点

（1）添加辅食，如肉泥、鱼泥、菜泥、水果泥、豆腐等泥状食物。

（2）帮助宝宝坐稳、翻身打滚、双手堆积积木。

（3）教宝宝认指物品及五官和身体部位。

（4）经常呼唤孩子的名字，让孩子对成人的呼唤有转头、注视等反应。

（5）培养良好情绪，注意心理卫生，防止宝宝过度需求性啼哭的出现。

（6）通过发出 b、p、m 等辅音以及"爸爸""妈妈"等叠音词，与婴幼儿交流，鼓励其模仿发音。

（7）保证婴儿每天睡眠达 14 ~ 15 小时，逐步养成自然入睡、规律睡眠的习惯。

（二）营养与喂养

1.6 个月后仍需要母乳喂养

许多妈妈因为上班或怕身材变形，在生后 6 个月左右就不再母乳喂养了。实际上，母乳还是宝宝最好的食品。只要一直坚持用母乳喂养，到生后 6 个月时，母乳还是很多的。如孩子光想吃母乳，到了此时尚未开始吃辅助食物，就该考虑现在断乳。如很能吃辅助食物，那就在吃完辅食以后再授乳，喂饱为止；除喂辅食后即喂母乳外，其他时间再喂两三次母乳；往后继续这样喂下去也可以。

2. 母乳以外如何喂养

这个时期的婴儿应以每天喂两次辅助食物为宜。吃完辅食后如还要吃，可喂 50 ~ 100 毫升左右奶粉冲的奶。另外，早晨和晚上睡觉前还可各喂一次奶粉。

3. 宝宝食谱

宝宝 6 个月大的时候，除了添加米粉或各种泥状食品作为辅食外，家长还可以试着做一些令宝宝食欲大开的食物。那么，应该为宝宝增加什么样的辅食呢？

- 补充蛋白质。可先加容易消化吸收的鱼泥、豆腐、面包粥。
- 增加含铁量高的食物的量和品种。蛋黄可由半个逐渐增加到 1 个。
- 增加淀粉类食物品种。可增加宝宝乐、乳儿糕及土豆、红薯、山药等薯类食品。
- 用蔬菜、水果制成果泥、菜泥。可根据个人口味和营养需求，选择不同的蔬菜和水果进行搭配。

给宝宝添加辅食，最好安排在他饥饿时进行。先给宝宝喂辅食，然后再喂奶，这样容易成功。因为有些宝宝不愿意吃奶以外的任何食物，喂食的顺序就十分重要。喂辅食也应像喂奶一样定时，不能随意性太强。辅食一定要新鲜，现吃现做，切莫图省事。

4. 饮食禁忌

（1）辅食不要过多添加味精、鸡精。过量的味精、鸡精会与宝宝血液中的锌发生化学反应，生成谷氨酸锌，不能被身体吸收，随尿液排出，从而导致宝宝缺锌，并出现厌食、生长缓慢等症状。

（2）不宜多吃甜食。 多吃甜食的话，宝宝很容易上瘾，时间久了，还会造成龋齿。而且宝宝常吃过甜的食物，容易导致肥胖。

（3）不要喂过甜的水。 如果给宝宝喝过甜的水，会使宝宝的腹部饱胀，而且带糖分的水易在口腔细菌作用下产生酸性物质，腐蚀宝宝的乳牙。

（4）不要只给宝宝喝汤。 有的家长认为汤水的营养是最丰富的，所以经常给宝宝喝汤或者是拿汤泡饭，其实这是错误的。因为不论怎么煮，汤水的营养都不如食物本身的营养丰富，汤里的营养只有原材料的 5% ～ 10%。

5. 辅食的制作方法

（1）菜泥。 将洗净的叶菜（如青菜、油菜、菠菜）去茎撕碎，在沸水中略泡一下就捞起，放在金属滤器中用匙刮或挤压捣烂，滤出菜泥，亦可将菜叶捞起后用刀剁成泥状，然后再起油锅急炒。制成的菜泥可放在米粉糊中。

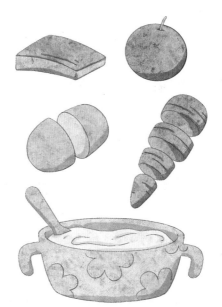

（2）果泥。 将水果洗净切碎，加少量水煮至软烂，捣成泥状，可将粗纤维渣去除。苹果和香蕉等可洗净去皮后，用小勺刮成泥状，直接喂食。

（3）土豆泥。 将土豆洗净去皮，放在锅里煮烂，取出后用匙压成泥状，吃时再加少量调味品。

（4）胡萝卜泥。 将胡萝卜洗净，削去外皮，切掉中间的硬心，切成小块，加适量的水煮烂，用匙压成泥状，加调味品。吃前最好先用植物油炒一下，有助于胡萝卜素的吸收和利用。

（5）鱼泥。将大一些的鱼（如青鱼、鲤鱼）去鳞及内脏后洗净，切中段放入碗中，加葱、姜、酒，隔水蒸15分钟左右，然后取出，去皮及骨刺，将留下的鱼肉用匙压成泥状。

（6）猪肝泥。猪肝洗净，剖开后用刀在剖面上慢慢刮，将刮下的泥状物加入调味品，蒸熟后研散便成肝泥。如果是鸡肝或鸭肝，则只需煮熟后用匙压成泥状即可。

（7）豆腐。将煮熟的嫩豆腐稍加些盐搅碎，加入粥或蛋黄中喂食。

（8）面包粥。选择无漂白剂、无添加剂的面包，取四分之一片，去掉边，切成小小的方块，放锅里，加入50毫升牛奶和等量的水，一边搅拌，一边用文火煮软、煮烂。

6. 不要把食物嚼烂后喂宝宝

大人的口腔中往往存在着很多病毒和细菌，即使刷了牙，也不能把它们全清除掉。如果宝宝食用了被大人咀嚼过的食物，这些致病微生物进入体内，由于宝宝免疫功能低下，有可能引起疾病的发生，如呕吐、肝炎和结核病等，给宝宝的健康造成严重危害。

另外，大人咀嚼后使食物变成糊状，不再需要宝宝唾液腺的分泌和进一步咀嚼，这样不利于宝宝颌骨、牙齿以及唾液腺的发育，易造成消化功能低下，影响食欲。所以让宝宝吃大人咀嚼后的食物有百害而无一利。

7. 6个月后可添加肉制品

生后6个月开始就可以在食谱中逐渐添加一些肉制品了。6个月大的宝宝的胃肠功能逐渐趋于稳定，少量吃一些肉松或者是肉末、肉酱，可以有效促进宝宝对于氨基酸的吸收，从而加快宝宝身体生长的速度，有利于孩子的健康发育。

（三）卫生与保健

1. 宝宝出牙啦

6个月大的宝宝已经开始出牙了。多数宝宝能顺利地萌出乳牙，有些宝宝可能会出现牙床红肿、疼痛且发烧的现象，不过不用担心，这些现象很快就会消失。

宝宝出牙时会伴随一些症状，细心的爸爸妈妈们千万不要忽略哦！宝宝们都会流口水，但在出牙的时候流得特别多；出牙期间，由于牙肉的瘙痒与不适，宝宝喜欢咀嚼或啃咬手指、拳头或随手能够拿到的物品；出牙时，宝宝的面颊呈现红色，会因为牙肉红肿和疼痛而啼哭，不愿意进食。

出牙时，家人精心的呵护是能够帮助宝宝舒缓和减轻疼痛的。请经常用软毛巾给宝宝擦拭嘴唇周围的口水，带一个围兜，并一定要及时更换；吮咬冰凉的牙胶圈能够帮助宝宝缓解疼痛；用柔软的奶嘴或调羹给宝宝喂水或喂食，能够温暖宝宝的牙床；营造安静、舒适的睡眠环境，使宝宝安然入睡。

2. 保护乳牙

婴儿的乳牙萌出后，应注意以下几点。

（1）保持口腔清洁。婴儿期不必刷牙，但每次进食后及临睡前，都应喝些白开水，以起到清洁口腔、保护乳牙的作用。

（2）及时添加辅食，摄取足够营养，以保证牙齿的正常结构和形态，提高牙齿对龋病的抵抗力。多晒太阳、及时补充维生素 C，可以促进对钙的吸收。

（3）吃奶姿势不正确或奶瓶位置不当，易导致下颌前突或后缩。婴儿经常吸吮空奶嘴，会使口腔上颚变得拱起，因此，婴儿吃奶时要取半卧位，奶瓶与婴儿的口唇呈90度角，不要使奶嘴压迫上、下唇，不要让婴儿养成吸空奶嘴的习惯。

（4）出牙后要常给婴儿吃较硬的食物，如饼干、烤面包片、苹果片等，以锻炼咀嚼肌，促进牙齿与颌骨的发育。

3. 户外活动要远离马路

宝宝渐渐长大了，越来越喜欢户外活动。天气好的时候，尽量多带孩子到户外玩玩，每天保持在1～2个小时。假如有草地，铺条浴巾，可在那里进行日光浴。但需要注意的是，带宝宝散步应尽量在社区花园或绿化地带，远离喧嚣的马路。马路上有很多烟尘，并且来往的汽车会排出大量的含铅尾气，长期吸入会导致孩子铅中毒。

（四）预防疾病

1. 宝宝发烧了

正常体温范围是指36～37.4摄氏度。当然，一天内的体温是不一致的，通常是清晨低、午后高，半夜最低。发烧是指体温超过37.5摄氏度。一般体温在37.5～38摄氏度为低烧，38.1～39摄氏度为中度发烧，39摄氏度以上是高烧。

发烧是婴儿生病的常见症状。引起发热的原因很多，最常见的是感染性疾病，如呼吸道感染（肺炎）、消化道感染（肠炎、痢疾等）、神经系统感染（脑膜炎等）。孩了发热后，首先要测量体温升高的程度，密切观察病情的变化。如高烧的同时伴有呕吐、腹痛、皮疹，或退烧后精神烦躁、眼神发呆等，应尽快送医院查明原因，对症下药，积极治疗。对发烧的孩子要加强护理，勤喂水。

2. 宝宝发烧要"捂汗"吗

解热药作用于体温调节中枢，使皮肤汗腺大量分泌汗液，通过汗液蒸发降低体温。如果用厚衣、棉被去"捂汗"，会妨碍汗液的蒸发和体热的散发，使体温越来越高。一般来说，给孩子服用解热药后半小时，就可能因出汗使体温下降，不必捂汗。产生汗液需要补充水分，所以要勤给孩子喂水，出了汗要及时擦干。

3. 急性呼吸道感染的防治

急性呼吸道感染是我国儿童的常见病，其中肺炎是5岁以下儿童死亡的第一原因。因此，加强肺炎的防治，是宝宝保健的重要任务。

大多数宝宝患重症肺炎是细菌所致。营养不良、贫血、佝偻病、早产、出生体重低及上呼吸道反复感染的宝宝易患肺炎。人工喂养未及时添加辅食、抵抗力低下的宝宝也易患肺炎。此外，包裹太紧也会影响肺的发育、衣着过多或过少、室内外空气污染、烟尘太多、经常接触呼吸道感染病人、气候骤然变化等，都是肺炎的诱发因素。

●**预防：** 注意营养，坚持母乳喂养；加强锻炼，经常户外活动，多晒太阳，增强对寒冷空气的适应能力，提升抵抗力；注意通风，保持室内空气新鲜；避免接触患有呼吸道感染的病人。

4. 预防缺铁性贫血

缺铁性贫血是由于体内缺铁，使得血红蛋白合成减少。发病的原因一个是先天储铁不足，如早产、双胎或母亲贫血，都会使胎儿储铁减少。二是宝宝发育快，血容量增加迅速，铁的需求量大。三是饮食中缺铁。宝宝出生 6 个月左右，从母体中带来的铁质已基本用完，而母乳、牛奶含铁很少，此时如不及时添加辅食，单纯喂奶，很容易导致缺铁。四是患病，如慢性腹泻，导致铁不能被很好地吸收。

预防缺铁性贫血，应根据不同月龄婴儿的消化能力，在辅食中添加含铁量丰富的食品，如香菇、黑木耳、紫菜、发菜、海带、黄豆、猪肝和红色的动物肉类（如猪肉、牛肉）。动物性食物中的铁可被直接吸收，补铁的效果好，但烹调时要制成泥膏状；维生素 C 有利于对植物中铁的吸收，辅食中添加果汁、果泥、菜泥等，都有辅助补铁的功效。

5. 预防接种

按照《国家免疫规划疫苗儿童免疫程序及说明（2021 年版）》规定的接种程序与接种方法，进行乙肝疫苗第 3 剂的接种，及 A 群流脑多糖疫苗第一剂的接种。

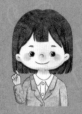

三、第 6 个月婴儿的学习与教育指南

（一）动作学习与教育

1. 踢踢弹弹

● **目的**：练习做上下踢腿和弹跳的动作，加强腿部的弹性和力量。

带宝宝到户外阳光明媚的草地或家中有阳光的凉台，将缝在松紧带上的小铃铛套在宝宝的脚上，并摇摇宝宝的小脚，让铃铛发出好听的声音："宝宝，听到铃铛的声音了吗？铃铛的声音真好听。" 托着宝宝的腋下，让宝宝的双脚悬在空中，宝宝会用力踢自己的小脚，并被铃铛的声音吸引，流露出好奇的表情。铃铛的声音能够刺激宝宝更加欢快地踢腿。然后将宝宝的小脚轻轻放在床上或草地上，让宝宝尝试向上蹬，可以随着宝宝的动作帮助其向上、向下弹弹跳跳。鼓励宝宝自己踢踢腿、弹弹跳，让宝宝在尝试和体验的过程中产生愉悦情绪。

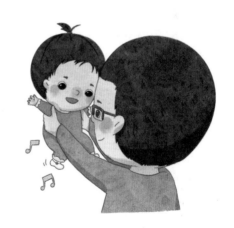

2. 独坐

● **目的**：锻炼颈、背、腰的肌肉力量，为自如独坐打基础。

在靠坐的基础上让宝宝练习独坐。家长可先给宝宝一定的支撑，之后逐渐撤去支撑物，使坐姿逐渐平稳。到 7 个月大时，宝宝便可自如独坐了。

3. 试爬

● **目的**：为爬行做准备。

将孩子放在俯卧位，用玩具逗引帮助宝宝练习爬行。由于宝宝腹部着床时只能原地打转或后退，因此家长应把手放在宝宝的脚底，帮助他向前匍行。经过一段时间的训练，家长可在宝宝头部前方拿一个鲜艳的玩具，随着宝宝的动作摇动，鼓励宝宝向前爬行。

4. 玩玩具

● **目的**：训练手眼协调能力及手指动作的灵活性。

家长抱着宝宝坐在桌前，桌上放着不同形状、不同大小、颜色各异的玩具，让宝宝伸手任意拿玩具，自由练习抓握、摆弄、敲打。可把玩具放在不同的距离（一定是经过努力可以够到的位置），让宝宝自己努力去够取玩具。还可将玩具放入一个大筐（盆）内，让宝宝从里面抓取，需要什么就取什么，锻炼宝宝的手眼协调能力。

5. 传递积木

● **目的**：学会换手，训练手的灵活性。

宝宝坐在床上，给他一块积木，等他拿住后，再向宝宝拿积木的手递另一块积木，看他是否能将原来的积木转移到另一只手后，再来拿这一块积木。如果他将手中的积木扔掉，再拿新积木，就要引导他先换手再拿新的。

● **注意**：不要让孩子抓方木、扣子之类的小玩意儿玩，以免误食。

（二）语言学习与教育

1. 学说话

● **目的**：积极训练发音，达到能发出 4 ~ 5 个辅音的程度。

这个时期的宝宝虽然还不会说话，但常常会发出 ma、pa、ba、da、o、e 等音，有时像在自言自语，有时又像在跟父母"说话"。此时家长一定要做出反应，和宝宝一应一答地对话，促进宝宝说话的积极性。

当宝宝表现出"说话"的欲望时，大人要抓住时机，教宝宝说一些简单的词语，给宝宝一个良好的语言环境。如妈妈指着自己说"妈妈"，又指着爸爸说"爸爸"；给宝宝看图片时，指着图片上的花说"花"，指着小鸟说"鸟"；在外面玩耍时，看见小狗就指给宝宝看，并说"狗"，看见小树说"树"。

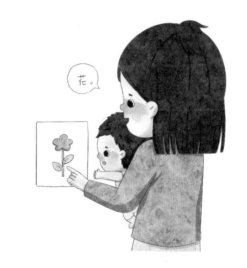

说话的时候注意声音稍微有些变化，音量或大或小，节奏或快或慢，音调或高或低，并且逗引宝宝注意成人的口型，每发出一个重复的音节要停顿一下，给宝宝模仿的机会，观察宝宝的脸部表情。

2. 听儿歌做动作

● **目的**：通过玩和听，培养语言的辨别能力。

宝宝和家长面对面地坐着，家长拉着宝宝的小手，随着歌谣的节奏边念边摇："一双小手，十个指头，手背向上，手心向下。"念到最后一个字的时候，将宝宝的双手放到他自己的膝盖上。重复几次之后，只要念到"手心向下"，宝宝就会做出将小手放在膝盖上的动作。

（三）认知学习与教育

1. 拍拍手，全家乐

● **目的：** 在玩耍中感知节奏。

播放四二拍或四四拍拍的音乐，爸爸面对着妈妈和宝宝，按照节拍，边念儿歌边用两只大手拍打节奏。重复几次后，妈妈让孩子把双手举起来，说："来，妈妈和宝宝也要拍拍手。"接着让宝宝随意地拍手。

2. 用手指灯

● **目的：** 认识日常物品，发展认识能力。

在学会注视灯的基础上，可以握住宝宝的小手，进一步教他用手指灯。为引起宝宝的兴趣，可将灯打开再关闭，问他："灯呢？"引导他用手去指。每天至少练习五六次。

3. 积木对敲

● **目的：** 发展双手协同活动的能力，促进自我意识的发展。

家长抱着宝宝坐在桌子旁边，在宝宝的面前放几块积木，让他去抓。当他能够两手各拿一块时，家长把着宝宝的手，教他两手敲击积木，同时，嘴里有节奏地说："敲敲敲，敲积木。"而拿两块积木对敲，则要到婴儿生后6个月时才能掌握。

除了积木以外，家长还可以在饮料瓶子里装上能发出响声的颗粒物，让宝宝练习对敲。

4. 找东西

- **目的：** 训练寻找物体的能力，锻炼手指小肌肉。

让宝宝坐在家长腿上，把一样玩具或食物，如积木块、布娃娃等扔到桌上，趁孩子看见的时候，将手绢等物扣在这些物品上，然后有意识地引导孩子的手接近桌子。如果孩子将手绢拿起来，练习就算完成了。

5. 移动的小娃娃

- **目的：** 训练宝宝追视物体的能力。

让宝宝仰卧在床上，在距宝宝面部中央 70 厘米处，轻轻移动色彩鲜艳的洋娃娃。可以将洋娃娃水平移动，幅度为 5 ~ 7 厘米，移动的频率为每秒 1 ~ 2 次，当然也可以垂直移动。练习时间不宜过长，每次 2 ~ 3 分钟，以免引起宝宝视觉疲劳。

（四）情绪和社会交往的学习与教育

1. 认生的宝宝

6 个月大的宝宝开始认人，见生人会注视、观察，然后表现出紧张，甚至哭起来。这是怯生的表现，说明孩子能辨别亲人和陌生人了。此时，要多给婴儿接触生人的机会，鼓励他对熟人微笑或出声打招呼，对生人逐渐适应。让宝宝多与人友好交往，可以减轻怯生反应的强度。

6 个月大的宝宝还会害怕去陌生的地方接触陌生事物，要有父母陪同，才能逐渐熟悉新的环境和新的事物。有些宝宝还害怕大的形象玩具，家长要陪他一起玩，熟悉后才能消除恐惧。

2. 痒得宝宝哈哈笑

• **目的**：体验痒的感觉，用笑声和叫声表达快乐。

宝宝的衣服可以尽量少穿，房间调至适宜的温度，让宝宝平躺在柔软的床上，配上轻柔的音乐，注视宝宝的眼睛，并对他喃喃细语："宝宝乖，乖宝宝，我喜欢的好宝宝，挠痒痒，挠痒痒，痒得宝宝哈哈笑。"当说到"痒得宝宝哈哈笑"时，用手轻轻地挠宝宝的身体，让宝宝体验痒的感觉。可以用手指轻轻地在宝宝的耳朵、手心、脚心、胳膊等处挠痒痒。

• **温馨提示**：注意指甲的卫生，要经常清洗和剪短指甲，避免划伤宝宝的皮肤；可以选择轻柔的羽毛、干净的树叶或毛线等进行挠痒痒的游戏，丰富对宝宝皮肤的刺激。

3. 捉迷藏

• **目的**：促进情感发育和智力发展。

让宝宝靠坐在床上或摇椅中，和宝宝面对面，用布代替手掌将自己的脸遮住，问宝宝："我在哪儿啊？"将布从脸上慢慢地拉开，露出笑脸："没有，没有……哇，在这里啊！"然后开始第二轮游戏，将布盖在自己脸上，等待宝宝用手抓开。如果宝宝没有动，就主动说："宝宝，我在哪里？来找我啊！"

接下来将布轻轻盖在宝宝的头上，观察宝宝的反应，他可能会有自己将布拉下来的意愿。如果宝宝用单手或双手扯下了盖在脸上的布，就是意识与手指动作开始协调发展的重要表现。

• **温馨提示**：通过反复地游戏，让宝宝在期待的时间里体验等待，有助于增强宝宝的记忆力；延宕反应是促进宝宝前额区发展十分重要的手段，在这个时期，请跟宝宝一起做各种各样不同的躲猫猫游戏吧。

4. 点点头

● **目的**：培养宝宝的模仿能力，促进亲子交往。

● **方法**：使宝宝面对自己，父母对他说"宝宝看妈妈／爸爸"，然后开始上下有节奏地点头，观察孩子是否也在轻轻地点头。只要他稍微动了一点儿，就说明他是在模仿大人的行动。然后把点头的幅度增大，看他是否还会模仿。

● **注意**：这个阶段的孩子只能用头部进行大致的模仿，用身体其他部位进行模仿还要经过相当一段时间。

5. ×× 在哪里

● **目的**：熟悉并能分辨周围人的角色。

宝宝熟悉的几个家人（如妈妈、爸爸、奶奶、爷爷、外婆、外公等）都在时，可以进行这样的游戏。抱着宝宝有节奏地按《大拇指在哪里》的曲

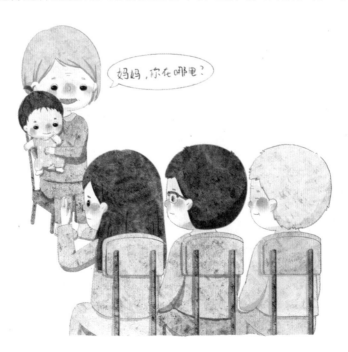

妈妈，你在哪里？

调唱："妈妈，妈妈，你在哪里？"妈妈做出相应的反应，并来到宝宝身边，对宝宝唱或说："我在这里，我在这里，宝宝好！"接着让在场的所有跟宝宝亲近的人都来玩这个游戏，并且建议都可与宝宝有身体的亲密接触。

●**温馨提示**：要将宝宝朝外前抱着，拓展宝宝的视野，便于看到四周的人并与之游戏。歌唱寻找的过程中，被唱到的家人一定要做出积极反应，并与宝宝近距离亲密接触，让宝宝感受到亲情的力量。

（五）生活自理能力培养

宝宝在这一阶段牙龈开始变硬，要吃硬一点儿的东西。可以给婴儿一些小饼干（易融化的），让婴儿学会自己拿饼干吃，这是对婴儿动手能力和生活能力的锻炼。

不要过早进行以宝宝自觉控制排便为目的的强制性训练。成人可以在平时照顾孩子时，注意摸索宝宝大小便的规律，有意识地根据孩子大小便前的表情和动作变化，以及一些生理规律，来确定什么时候该给宝宝把屎把尿，以便让宝宝形成反射性的排便排尿。通常的做法是在孩子喝完水10分钟左右，以及每次睡觉前和醒后，给孩子把尿，每天早上喂完奶后10分钟把大便。但如果孩子没有大小便就要放弃，切勿强制让孩子大小便。

6个月大的宝宝已经会坐了，可以开始让宝宝熟悉便盆。家长要先告诉宝宝便盆的功用，让孩子体会一下坐便盆的感觉。

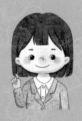

四、给爸爸妈妈的建议

（一）第6个月婴儿的教养建议

1. 经常和宝宝说话

6个月大的婴儿进入了咿呀学语的阶段，除了会发元音外，还会发辅音，如 b、p、d、q 和 k，以及重复的连续音节，如 ba-ba、da-da、na-na 等。偶尔会发出 ma-ma、pa-pa 等声，这时父母会以为宝宝会叫妈妈爸爸了，实际上，这是无意识地发出的音节。

所以，父母平时应经常对着宝宝说眼前人或物的名称，如："看，爸爸回来了！爸爸！"开灯时说："灯！灯！"父母要准确地说出物体的名称，而不要把灯说成"亮亮"，把汽车说成"嘀嘀"。要传递给婴儿准确名称的发音刺激，使他逐渐理解这些名词，为今后建立某一种物体的正确概念打下基础。

父母要给婴儿创造一个丰富的语言环境，只要婴儿醒着，就要经常和他说话，做家务时也可以和他"聊天"。和宝宝交往时，要让他看着你说话的口型，如发"妈妈"或"爸爸"的音时，让宝宝模仿你的发音。即使宝宝暂时不会发音，也不用着急，反复练习，可促进宝宝语言感知能力的发展。

2. 正确对待宝宝怯生

宝宝长到 6 个月大以后，开始害怕陌生人，而且当他们与父母或其他亲人分开时，会明显表现出不高兴，有的孩子甚至会放声大哭，这种反应就是婴儿的分离焦虑。分离焦虑的出现具有一定的积极意义，说明孩子能够区分人与人之间的差异。如果孩子怯生的习惯长期保持下去，就会发展成害羞且内向的性格特点。怎样让孩子摆脱恐惧与不安呢？正确的做法如下。

抱着宝宝，主动和陌生人打招呼、聊天，让宝宝感觉到这个陌生人是友好的。

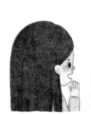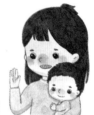

陌生人想要接近宝宝，最好拿着他最熟悉、最喜欢的玩具,这样他会慢慢转移注意力。

平时要多带宝宝到户外去，多接触陌生人和各种各样的有趣事物,开拓宝宝的视野。

宝宝认生时，要马上让宝宝回到安全的环境，比如抱到自己怀里或放回到婴儿车里，不要强迫他接受陌生人的亲热，否则只会让他更加紧张。

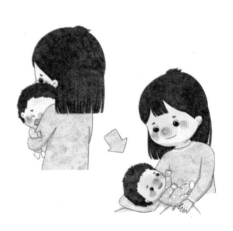

（二）教爸爸妈妈一招

1. 给6个月大的婴儿准备什么玩具

- **必备玩具：** 哗铃棒、吹塑彩环或彩球（直径约15厘米）、塑料小动物、带铃的环、橡皮玩具（长约6厘米，宽约4厘米）、软塑料捏响玩具、小镜子等。

- **参考玩具：** 八音盒、音乐旋转玩具、音乐不倒翁、音乐拉响玩具、带发条的小动物和吊拿玩具等。

- **家中可充当玩具的东西：** 清洗后的塑料小药瓶、硬纸小盒、光滑的小塑料汤匙、花手绢、红布条、纸花等任何小儿感兴趣的物品。

2. 吃玩具也是学习

6个月大的宝宝不仅吃手，还经常抓起玩具往嘴里放。当他抓住物品后，除了看一看、捅一捅和敲一敲，总是会把物品放进嘴里，吮一吮、舔一舔、咬一咬，这是宝宝很重要的探索方式。

此时，父母应注意以下几点：

（1）宝宝的玩具要经常洗刷，保持干净，以免因不卫生而引起肠道疾病。

（2）有毒的玩具（如上漆的积木）或危险的玩具（如有尖锐角或锐利的边的玩具汽车）均不要给孩子玩。

（3）为宝宝提供指拨玩具，如指拨的转盘、玩具钢琴的键盘、指拨发条玩具等。

（4）给宝宝准备软硬度不同的玩具，让宝宝通过抓、握、捏，体会不同质地物品的手感，让他的探索活动顺利发展。

3. 呵护好宝宝的情绪

4～7个月大的婴儿就已经开始有愤怒、悲伤等情绪活动了，而稳定的情绪有利于宝宝的健康成长。

怎样培养宝宝的良好情绪呢？家人要经常表达对宝宝的爱，通过亲吻、拥抱、倾听、与宝宝说话、对宝宝笑、表扬、同宝宝一起游戏，让宝宝体会到家人的爱，并且从家人的言行中逐渐认识各种情绪，学会分辨并正确表达情绪。

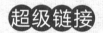

超级链接

被"劫持"的孩子

当我们拒绝给孩子买他们想要的东西，或是让他们关了电视去睡觉，不管什么原因，他们都会突然激动起来，会哭、大吼甚至跺脚，这是因为他被大脑中的杏仁体所"劫持"了，情绪化地做出了反应。此时我们应该怎么做？当与他人亲近、被倾听和理解、感受到关爱时，我们的大脑会激发另一种活动和荷尔蒙，抚慰和安定我们的情绪。当情绪舒缓，大脑就会逐渐恢复理性。因此，比起一味的呵斥和批评，请家长们坐在孩子身边，用舒缓的声音说话，耐心且温柔地拥抱孩子，帮助和支持孩子渡过难关。

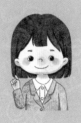

五、宝宝成长档案

下面是 6 月龄宝宝的生长发育指标和心理发展指标，请家长认真读一读，并仔细测量孩子的各项发育指标，观察孩子的行为表现，记录在表格右侧，以帮助你了解孩子的发育是否在正常范围。

第6个月 婴儿的生长发育指标

发育指标	6 月龄平均标准		记录
	男孩	女孩	
身高 / 厘米	68.7	67.1	
体重 / 千克	8.4	7.8	
头围 / 厘米	43.4	42.2	
胸围 / 厘米	43.3	42.2	
前囟	仍未闭合		
牙齿	多数婴儿开始出切牙（门牙）		
睡眠 /（小时 / 天）	14 ~ 15		

第6个月婴儿的心理发展指标

分类	项目	指标	记录
动作发展	俯卧	俯卧时能用手掌支撑，抬起头和胸腹部	__月__日
	翻身	能熟练地从仰卧位翻身到侧卧位或俯卧位	__月__日
	独坐	能独坐片刻	__月__日
	扶站	扶站时，下肢能支撑自己的体重，能做蹲跳动作	__月__日
	伸手够物	能主动抓住玩具，能单手或双手同时握物	__月__日
		喜欢摸、晃、敲击物体，喜欢把东西往嘴里塞，喜欢咬放在嘴里的东西。会撕纸，会玩手、脚。	__月__日
	倒手	会将玩具从一只手换到另一手，但动作仍稍显笨拙	__月__日
认知发展	兴趣	兴趣逐渐从手部动作转移到玩具和物体上	__月__日
		喜欢颜色鲜艳的玩具或图卡，会用较长的时间来审视物体和图形	__月__日
		开始注意看图书，常抓起书试着放进嘴里	__月__日
	寻物	会寻找失落的东西，如手中玩具掉了，会用目光找寻	__月__日
	自我意识	喜欢玩躲猫猫游戏，能用单手或双手扯下盖在脸上的布	__月__日
语言发展	听名转头	听到叫名字会转头，并表现出高兴的样子	__月__日
	模仿发音	能发出较复杂的声音，如 a、e、i、o、u	__月__日

分类	项目	指标	记录
情感与社会性	大声笑	当有人逗时会大声笑，情绪会随养育者情绪的变化而变化	___月___日
	害羞	开始怕羞，会害羞地转开脸和身体	___月___日
	认生	看见熟人和喜爱的玩具会发出愉悦的声音，对陌生人有盯看、躲避、哭等反应，在陌生环境中会安静下来	___月___日
	觉察玩具被拿走	让其独处或拿走他的小玩具时会表示反对	___月___日
生活自理	大小便	大小便前有出声或动作表现	___月___日

如果孩子的发育情况与上述指标有些出入，也不要着急，因为孩子的发育受多种因素影响，有明显的个体差异。如果孩子出现以下现象，需要及时就医查明原因，采取措施。

- 不会用手抓东西；
- 不会翻身；
- 不会认人；
- 面部缺乏表情。

宝宝成长日记

● 在这里记下宝宝的成长故事：

＿＿＿＿＿＿＿＿＿＿＿＿＿＿＿

＿＿＿＿＿＿＿＿＿＿＿＿＿＿＿

＿＿＿＿＿＿＿＿＿＿＿＿＿＿＿

＿＿＿＿＿＿＿＿＿＿＿＿＿＿＿

贴上
宝宝的照片

＿＿＿＿＿＿＿＿＿＿＿＿＿＿＿＿＿＿＿＿＿＿＿＿＿＿

＿＿＿＿＿＿＿＿＿＿＿＿＿＿＿＿＿＿＿＿＿＿＿＿＿＿

＿＿＿＿＿＿＿＿＿＿＿＿＿＿＿＿＿＿＿＿＿＿＿＿＿＿

＿＿＿＿＿＿＿＿＿＿＿＿＿＿＿＿＿＿＿＿＿＿＿＿＿＿

＿＿＿＿＿＿＿＿＿＿＿＿＿＿＿＿＿＿＿＿＿＿＿＿＿＿

Chapter **7**

第 7 个月

- 第 7 个月婴儿的发展特点
- 第 7 个月婴儿的养育指南
- 第 7 个月婴儿的学习与教育指南
- 给爸爸妈妈的建议
- 宝宝成长档案

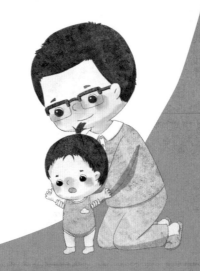

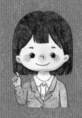

一、第 7 个月婴儿的发展特点

（一）生长发育特点

1. 身高和体重

第 7 个月宝宝的身高比上个月平均增长 1.5 ~ 1.7 厘米，男孩的平均身高是 70.3 厘米，女孩的平均身高是 68.7 厘米。

这一时期宝宝的体重比上个月平均增加了 0.35 千克，男孩的平均体重是 8.8 千克，女孩的平均体重是 8.1 千克。

发育指标	7 月龄男孩	7 月龄女孩
平均身高 / 厘米	70.3	68.7
平均体重 / 千克	8.8	8.1

2. 头围和胸围

7 个月大男孩的平均头围是 44.0 厘米，女孩的平均头围是 42.9 厘米。

这一时期男孩的平均胸围是 43.9 厘米，女孩的平均胸围是 42.7 厘米。

发育指标	男孩	女孩
平均头围 / 厘米	44.0	42.9
平均胸围 / 厘米	43.9	42.7

3. 牙齿

满 7 个月的宝宝大多开始长出 1 ~ 3 颗门牙。出牙时个别宝宝会出现低热、烦躁、喜咬东西、不断流口水等现象。这是因为牙齿刚萌出时会刺激牙龈，出现牙龈充血、水肿、发痒等不舒服的感觉。宝宝通过咬人、咬玩具、咬乳头等行为来消除这种不适感。

出牙也使唾液分泌增加，而宝宝又无法及时吞咽过多的唾液，因此会造成"垂涎三尺"的现象。

（二）心理发展特点

出生后 7 个月是婴儿智能发育的关键期，宝宝的行为模式也出现了飞跃性变化。他们能不用依靠、独自坐立 10 分钟以上，学会坐后，宝宝的视野更开阔，双手也更自由，可以更方便地摆弄玩具。给他第二块小积木时，他不会再扔掉第一块了，而是熟练地把它从一只手转移到另一只手。大拇指和其他四只手指已有明显分工，喜欢拿着东西敲敲打打，如拍打玩具和纸张或撕纸，全神贯注地摇动手部或用手击打物体发出声音；还能自己吃小点心了。

这时的宝宝已经学会了翻身，从俯卧转到仰卧，再从仰卧转到俯卧，常常为够取到远处的玩具而连续翻滚，从床的一头滚到另一头。扶立宝宝，他的臀和膝关节可略微弯曲，做出蹬跳动作。宝宝开始观察大人的举止，并模仿简单的动作。

7个月大的宝宝开始模仿成人发音，能一口气能说出几个语音，许多声音依稀可辨，甚至无意识地发出"baba""mama"的声音。能根据语意认识物体，了解大人话语的情绪色彩，懂得大人用语言和表情对他表示的表扬和批评，看到严肃的表情和摇手的动作能理解这是"不许"的意思，能用手势表示"谢谢""再见"。有时还能听懂一些简单语意，如问："妈妈在哪儿？"他就会用目光寻找妈妈。对亲人的感情逐渐加深，常常主动伸手要求抱抱。

宝宝的感知范围进一步扩大，能认识1~2种新的物品名称了，会用目光看或伸手指向东西所在的地方。对自己的东西很关心，如果察觉到正在玩的玩具不见了，会尖叫、乱动，甚至大哭来表示焦急。喜欢用舌头舔东西或用牙咬东西，初步有了记忆力和思维力。

宝宝对成人的反应开始进入一个新的认识阶段。如宝宝想要去触碰不能碰的东西，妈妈当面表达出不开心，并明确说出"不行"的时候，宝宝会在脑中留下这样的印象，进而不会再去触碰。

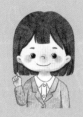

二、第7个月婴儿的养育指南

（一）第7个月婴儿的育儿要点

- 食谱中添加含有淀粉、蛋白质和维生素等营养物质的食品；
- 增加磨牙食品，补铁；
- 锻炼宝宝匍行拿物、指拨玩具；
- 学做主动体操；
- 训练宝宝拍手点头、认物找物；
- 念儿歌，高声朗读故事；
- 教宝宝用杯喝水，学拿小勺；
- 讲究卫生，预防传染病。

（二）营养与喂养

1. 饮食参谋

如果妈妈的乳汁仍很充足，应继续喂母乳，但同时也要添加辅食。最好在早上起床后和晚上睡觉前给孩子喂奶，其他时间喂一些辅食。

加代乳品和辅食后，有的孩子会明显出现饮食喜好偏向。有的孩子不喜欢牛奶，但为了使孩子获得必需的营养，牛奶的摄入量最好在每天500毫升以上。

孩子一天的饮食量可参考下表：

食物	数量
母乳或牛奶	3 ~ 4 次，每次 200 毫升
菜汤或果汁	2 次，共约 220 毫升
菜泥	4 汤匙，分两次
红枣小米粥	2 汤匙
肉末或肝末	1 汤匙
煮鸡蛋	1 个
豆腐	1 汤匙
香蕉或苹果泥	1 汤匙
烤馒头片或饼干	2 片
维生素 AD 制剂	适量

2. 辅食花样多

7 个月龄的婴儿就可以大量增加辅食了。辅食的花样繁多，为保证营养的平衡，每餐起码从下列四类食品中选一种：

淀粉：面包粥、米粥、面、薯类、通心粉、麦片粥、热点心等；

蛋白质：鸡蛋（这个月龄的孩子不仅可以吃蛋黄，也可以吃蛋白丁）、鸡肉、鱼、豆腐、干酪、豆类等；

蔬菜、水果：应季蔬菜（萝卜、胡萝卜、南瓜、黄瓜、西红柿、茄子、洋葱、青菜类等）和应季水果（苹果、蜜柑、梨、桃、柿子等）；

油脂类：黄油、人造乳酪、植物油等。

此外还可以加些海藻类食物（紫菜、裙带菜等）。

3. 添加固体食物

6～7个月大的宝宝大部分长有两颗牙，咀嚼能力增强了，又掌握了吞咽动作，因此需要添加一些固体食物。此时，宝宝已经可以用手抓住食物往嘴里放，虽然掉的食物比吃进嘴的要多，但也表明宝宝可以享受面包、饼干等固体食物了。这时，家长要给宝宝一些条形的饼干、馒头片等，使宝宝养成吃固体食物的习惯，同时进一步训练婴儿的咀嚼能力，促进牙齿的生长。

4. 辅食的家庭制作

（1）蛋羹：将整颗鸡蛋搅匀，蛋液中加入温水半小杯、酱油1茶匙、盐少许，等锅内水开后，上锅蒸8～10分钟即成。应在正餐中喂，不要在两餐之间喂食。

（2）肉末菜粥：瘦猪肉5克，青菜两小棵，植物油10克，酱油、精盐、葱姜末各少许。①将猪肉洗净去筋、剁成细末，青菜洗净切碎。②锅内加入植物油，油热后下入肉末不断煸炒，葱姜末烧香，再加入少许酱油炒至全熟。③将炒好的肉末及碎菜加入熬好的米粥内煮沸，待晾温后即可喂食。

（3）水煎蛋：鸡蛋1个，香菜1棵，淀粉少许，食盐、香油适量，鸡汤或肉汤100克。①将鸡蛋打入碗内，用筷子调匀。香菜洗净切成细碎末，淀粉溶于少量水中。②将100克鸡汤（清水亦可）放入锅中旺火烧开，倒入水淀粉收汁，待再次开锅后将鸡蛋液倒入，并加入盐、香油和香菜末，不停地翻炒，待其形态很像搅碎的豆腐、质地软嫩，即可出锅。

烹调时应注意将鸡蛋炒熟就立即出锅，若炒制过老，水分将从鸡蛋中溢出，婴儿就不宜食用了。

（4）苹果藕粉：藕粉30克，苹果1个，白糖20克。①将苹果洗净去皮、去核，切成细末待用，藕粉加少量清水调匀。②将苹果碎末放入锅中，加适量清水旺火煮开后，再用微火煮5分钟左右，然后将藕粉慢慢倒入锅中，边熬边搅拌，直至透明。③加入少许白糖拌匀，稍凉后即可喂食。

（三）卫生与保健

奶瓶性龋齿

含着奶瓶入睡是很多孩子都有的习惯，这与孩子小时候习惯含着乳头入睡有关。对开始长牙的孩子来说，这是一个非常坏的习惯。这样做会使没咽下去的奶积聚在牙齿和嘴唇之间，使孩子的牙齿泡在奶汁中。久而久之，孩子的牙齿就会被严重腐蚀，从而出现"奶瓶性龋齿"。为了孩子的牙齿健康，父母应该坚决帮孩子戒掉含着奶瓶睡觉的习惯，同时还应在每次喂奶后为孩子清洁口腔。给孩子喂辅食时，每次的进食时间不宜太长，每天的喂食频率也不要太高，以免增加孩子患龋齿的风险。

（四）预防疾病

1. 预防传染性疾病

出生半年后，宝宝从母体获得的免疫力消失了很多，而自己产生免疫抗体的能力不足，抗病能力大大下降，因此容易患感冒等疾病。由于孩子年龄太小，不会表达，如何应对疾病常使家长不知所措。所以，家长除了要了解有关小儿疾病治疗方面的知识，更重要的是要学会预防疾病。防病措施有两点：一是尽量少把宝宝带到人多的场所，如电影院、大商场等，这些地方会大大增加宝宝感染疾病的风险；二是多给宝宝锻炼的机会，带他到空气质量较好的公园、小区绿地等地方，让宝宝享受充分的日光浴和空气浴。同时还要做到如下几点。

- 定期进行健康检查；

- 按计划及时进行预防接种；

- 合理喂养；

- 适当的体育锻炼；

- 讲究卫生，培养良好的生活、卫生习惯。

2. 结膜炎

患结膜炎的宝宝会经常揉眼睛，因而极易导致眼球充血，眼屎多得睁不开眼睛。症状严重时，应及时找医生治疗。如充血不多、眼屎较少，则可用温水清洗后再酌情处理。

结膜炎常有以下症状：

- **红眼睛**——宝宝看起来眼睛肿而且红，还伴随有流眼泪的症状；

- **眼睛痒**——因为痒，宝宝会不停地用小手揉眼睛；

- **眼屎多**——眼屎明显比平时多，为透明黏稠的分泌物；

- **眼睛疼**——由于眼睛疼痛，宝宝会不停地哭闹，比较严重的情况下还会影响视力。

因此在护理时要做到如下几点。

（1）找出原因，切断过敏源；

（2）准备专用毛巾，宝宝使用的毛巾和手帕要跟成人的分开，每次使用过后要用开水煮5～10分钟；

（3）眼部冷敷；

（4）点眼药水。

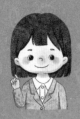

三、第7个月婴儿的学习与教育指南

（一）动作学习与教育

1. 锻炼宝宝的直立能力

● **目的：** 增强宝宝的身体力量，为直立做准备。

当宝宝能坐稳和会爬以后，就开始向直立发展。此时，家长可扶着孩子的两腋，让他练习站立，或让他扶着小床栏杆、小车或沙发等站立。在站立的同时，拉着孩子学习迈步。也可以让孩子扶着家具，家长用玩具逗引他向前迈步。

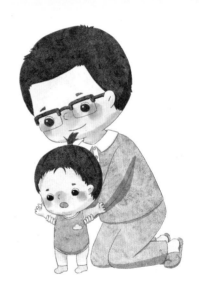

2. 取米花

● **目的：** 训练宝宝用拇指与食指捏拾细小物品，促进精细动作和手眼协调能力的发展。

在桌上放一堆细碎的宝宝喜欢的食品，如软糖、小碎饼干和米花等，家长抱着宝宝坐好，鼓励并教宝宝用手指去取。

3. 指拨玩具

● **目的**：训练宝宝食指动作，促进小肌肉发育。

让宝宝坐着，家长用手把住宝宝的食指，教他拨弄玩具，如小转盘、小按键、算珠等，使玩具转动或发出响声，引起他拨弄的兴趣。也可自制一个练习抠洞的硬纸盒，纸盒上面贴上有趣的图画或画上小动物的脸，在上面开一个个的小洞，让宝宝用食指抠洞玩。

4. 鱼儿放进船

● **目的**：训练宝宝手眼协调的能力和解决问题的能力。

用较轻的硬纸板或卡片剪 3 ~ 4 条鱼，大小约 10 厘米，将鱼涂成不同的颜色并画上眼睛和嘴，以便激发孩子的兴趣。用一个大信封或纸做船，再涂上颜色，这样一只大船就做好了。

让宝宝拿起一条鱼放进船里，提醒宝宝在将鱼放进船里时，用手将船的两边分开。当所有的鱼儿都被抓住并放进船里后，再倒出来重新开始。为增加趣味性，还可以给鱼儿取名字。

（二）语言学习与教育

1. 听命令做动作

● **目的**：发展宝宝语言理解能力和手脑协调能力。

家长应该有意识地把说与做结合起来，使孩子逐步理解词的意义。比如家长可以一面拍手一面对孩子说"拍手"，一面招手一面说"再见"，指着地上的皮球问宝宝"皮球呢？"。这样经过一段时间的训练，宝宝就可以对家长的指示做出正确的反应。当家长不做示范动作而发出"拍拍小娃娃"的命令时，宝宝可以做出拍拍小娃娃的动作，说明宝宝开始能听"懂"这些词了。

2. 拍拍手、点点头

● **目的**：训练宝宝理解语言与模仿的能力。

与宝宝对面而坐，先握住他的两只小手，边拍边说："拍拍手。"然后不要握他的手，边拍自己的手边有节奏地说："拍拍手。"教他模仿。"点点头"亦如此。

3. 取娃娃

● **目的**：训练宝宝手的活动能力和语言理解能力。

家长当着孩子的面，用纸把布娃娃包起来，然后交给孩子说："娃娃哪里去了？把娃娃找出来吧。"孩子会翻弄纸包，把纸撕开，最终看见娃娃出现，孩子会很高兴。然后，家长再用另一张纸把布娃娃包好，接着慢慢打开纸包，多次重复这一动作给孩子看，最终让宝宝学会不撕破纸就取出布娃娃。

4. "谢谢"与"再见"

● **目的**：帮助宝宝理解语言，发展动作。

给孩子玩具或东西时，父母要说"谢谢"，并教孩子模仿点头或鞠躬的动作以表示"谢谢"。当家人或客人要出门时，一面对孩子说"再见"，一面挥动孩子的小手，向要走的人表示"再见"。经过逐渐训练，以后孩子一听到"谢谢"就会鞠躬点头，一听到"再见"就会挥手。

5. 懂得"不"

● **目的**：理解"不"的含义，并发展社会情感认知能力。

家长指着装有热水的杯子，严肃地对孩子说："烫，不能动！"然后拉着宝宝的手轻轻地摸杯子，脸上做出害怕的表情，示意孩子不可触摸危险的物品。对宝宝不该拿的东西都要明确地说"不"，使其懂得"不"的含义。另外，还要让他懂得摇头、摆手也表示"不"。

（三）认知学习与教育

1. 认识第一个身体部位

● **目的**：认识身体，发展认知能力。

家长和宝宝面对面坐着，家长先指着自己的鼻子说"鼻子"，然后把着宝宝的手指他的小鼻子说"鼻子"。每天重复 1～2 次，经过几天的训练，当大人再说"鼻子"时，宝宝就会用小手指着自己的鼻子了。以后可以用同样的方法，教宝宝认识眼睛、耳朵等。

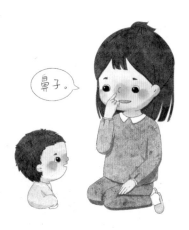

鼻子。

2. 认物与找物

● **目的**：理解语言，认识物品。

父母需要提前准备一个"百宝箱"，可以用大一些的纸箱或塑料桶，内装若干大小不同、形状不一的玩具或物品（如乒乓球、奶瓶、布娃娃等）。首先，把宝宝熟悉的几件玩具或物品放在他面前，先说出其名称，把它拿起来给宝宝看或摸，再放进百宝箱里；然后，边说名称边把玩具一件件从百宝箱里拿出来；最后，从中挑出几件，隔一定距离放在他面前，说出其中一件的名称，看他能否看或指、抓这件玩具。

3. 投掷游戏

● **目的**：理解语言，认识物品。

坐在宝宝对面，把软而轻的玩具扔给宝宝。每次扔之前都向宝宝展示一下，说："宝宝，这是什么？这是布娃娃。"然后向宝宝投掷过去。再拿起一个玩具，重复同样的动作。

4. 带宝宝散步

● **目的**：加强语词与物体间的联系，扩大认知范围。

在风和日丽的天气，要经常带宝宝外出。让宝宝用手摸树干、树叶、花草等，并给宝宝讲解。通过这些活动，使宝宝不断积累经验，加速对周围事物的认识。

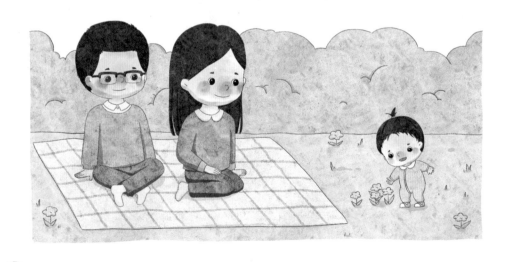

（四）情绪和社会交往的学习与教育

每次给宝宝食品或玩具时，先让他拱手表示"谢谢"，然后再给他。经常将宝宝的手举起，并不断挥动，让宝宝学习"再见"的动作。大人离家时也要对宝宝挥手并说"再见"，让他反复练习。对宝宝的行为做出鼓励或批评时，表情要明确，让宝宝及早懂得"不许"的含义，可以帮助他学会约束自己。经常帮助宝宝做各种表示语言的动作，鼓励他多与人交往。父母可播放一些节奏鲜明、有强弱变化的音乐，然后握着孩子的手臂，合着音乐的节奏打拍子，并随着音乐的强弱，变化手臂动作幅度的大小；当乐曲停止时，打拍子的动作应同时停止，使孩子理解并配合大人的动作节奏。

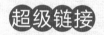

超级链接

- -

鼓励＞表扬

心理学家卡罗尔·德韦克在孩子完成智力拼图任务之后，随机地把孩子们分成两组，一组孩子得到的是一句关于智商的夸奖，即表扬，如："你在拼图方面很有天分，你很聪明。"另外一组孩子得到是一句关于努力的夸奖，即鼓励，比如："你刚才一定非常努力，所以表现得很出色。" 她发现，无论孩子有怎样的家庭背景，都受不了被夸奖聪明后遭受挫折的失败感，甚至学龄前儿童也一样，这样的表扬都会害了他们。

鼓励通常是针对过程和态度的，而表扬通常是针对结果和成效的，因此家长要"多鼓励，少表扬；多描述，少评价"，可以避免孩子被表扬绑架，失去持续努力的动力。

1. 骑大马

- **目的**：让孩子感受语感和节奏感，激发欢乐的情绪。

让孩子面对家长骑在家长膝头，家长将双腿有节奏地上下颠动，一边颠一边念儿歌：

骑大马

骑大马，呱哒哒，一跑跑到外婆家，

见了外婆问声好，外婆对我笑哈哈。

2. 洗澡玩水

- **目的**：让孩子了解水，发展感知能力，培养愉快情绪。

让洗过头的宝宝在盆里坐着，给他一只吹气小鸭子边洗边玩，洗完澡后坐在盆中央，大人拉着宝宝的两只胳膊，或扶着宝宝的腋下握住双脚，边拍打水边念儿歌：

洗澡玩水

小小鸭子嘎嘎叫，走起路来摇呀摇，

一摇摇到小河里，高高兴兴洗个澡。

3. 亲子乐游戏合集

- **目的**：通过亲子游戏激发孩子欢乐的情绪，建立良好亲子关系。

欢乐跷跷板

家长躺下，腿弯曲，使宝宝趴在小腿上，上下左右地移动，可以将腿部抬高一些。

律动摇摇椅

用手指轻巧地在宝宝身体各部位像弹琴一般移动，也可达到按摩的效果。

宝宝障碍赛

在床上利用枕头、棉被、妈妈或爸爸的身体作为障碍物，鼓励宝宝爬行。

宝宝障碍赛

亲子面对面，先让宝宝躺在床上，家长握住宝宝的手，帮助宝宝坐起，再左右摇动宝宝，然后松开手，重复数次。

（五）生活自理能力培养

1. 开始使用杯子

对于拒绝奶瓶的孩子，家长可以教他们直接用杯子喝水、喝奶。开始训练时，还不能指望宝宝自己拿杯，而应该帮他拿稳。渐渐地，当宝宝能自己拿杯子时，他可能会比较喜欢有两个握柄的杯子，因为那样比较容易抓握。

2. 学拿勺子

给宝宝喂饭时，家长用一只勺子，让宝宝也拿一只勺子，并允许他将勺子插入碗中。此时，宝宝并分不清勺子的凹面和凸面，也盛不起食物，但是让他拿勺子，会使他对自己吃饭产生积极性，有利于宝宝学习自己吃饭，同时也促进其手、眼、脑的协调发展。

3. 坐便盆

7个月大的宝宝已经能坐得稳稳当当了。此时，父母应该培养宝宝坐便盆的习惯。宝宝开始坐便盆时会坐不稳，易摔倒，易疲劳，必须由家长托着或扶着。家长要有耐心和信心，每天定时让宝宝坐在便盆上排便，久而久之就会形成习惯。

但是，绝不能强迫宝宝坐盆排便。如果宝宝一坐盆就打挺，或吵着闹着不干，或过了5～7分钟也不肯排便，就不必太勉强，可以垫上尿布。但每天必须坚持让宝宝练习坐盆，时间一长，宝宝一坐盆，就可以自主排大小便了。但注意每次坐便盆时间不要太长。

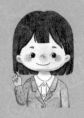

四、给爸爸妈妈的建议

（一）第7个月婴儿的教养建议

给孩子准备安全的活动场地

7个月大的孩子具备了一定的活动能力，喜欢敲敲小鼓、弹弹小琴、动动不倒翁、推推小车，特别喜欢大气球、吹得响的小口琴、小汽车等玩具。所以，要保证孩子能充分活动，就要给孩子准备一个自由活动的场地。

例如，在地上铺上垫子，清除那些不能让孩子触摸的危险物品，然后在垫子上放些玩具或日用品。在成人的看护和鼓励下，让孩子自己翻滚、坐、爬、扶站、扶走，自己去拾取玩具玩耍。

7个月大的孩子是小小的探险家，喜欢到处乱爬，抓住什么都往嘴里放。这种探险给他们带来了潜在的危险，因为我们所住的房子并不是专门为一个会爬的7个月大的婴儿设计的。因此，当您的宝宝开始满屋子乱爬时，就要尽可能将房子布置成一个相对舒适安全的地方，排除各种显而易见的危险源。

首先，每隔几天就要对家里所有家具的下边以及角角落落的地方进行一次全面的安全检查，把那些不太牢固的东西移开。

其次，让孩子最大限度地接触他所生活的区域，这是激发好奇心的一种既自然又有力的方法。不要怕他把你收拾的东西搞得乱七八糟，一个正儿八经的"探索者"把屋子搞得杂乱无章，就像人要呼吸一样是理所当然的；相反，一个收拾得十分整洁的房间与一个发育正常的7个月以上的婴儿是完全不相容的。

当然，你可以为他准备一个"百宝箱"，让他专心致志地在干净的地上玩那些他特别感兴趣的小东西，不厌其烦地把它们一样样拿出来，又一件件放进去，或者将一个小东西放到另一个物品中去，或者把一件东西反复地打开、合上而乐此不疲。有时他可能故意滚动一下小球，然后再爬去找，把它重新拣起来。实际上他是在给自己出"智力测验"题呢，因为每一次小球滚动到何处停下来是不可预测的，这是宝宝自发学习的一种方式。

因为担心出事故而限制孩子的活动，是得不偿失的。

（二）教爸爸妈妈一招

1. 创造条件助宝宝爬行

7～9个月大的宝宝动作学习的重点是爬行。孩子最初学习爬行时，经常会两腿拼命地蹬、屁股上下拱动，但越是使劲用力，身体反而越向后退，而不是向前进。父母应该如何帮助宝宝？

在宝宝头的前方放置小玩具吸引他，成人用手抵住或向前推动孩子的脚掌，促使宝宝往前爬。

先教孩子学会屈膝跪起，即撅起小屁股，然后帮助宝宝运用两手和两膝交替向前移动。

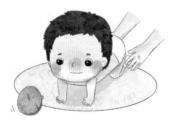

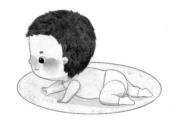

在腹部兜一条宽布带，一手轻轻地拉起布带，一手轻轻推宝宝的脚底，给他一点儿向前的助力。

　　●**提示**：最好在地板上铺上毯子或凉席，并把周围的家具移开，让宝宝尽情地爬。

2.如何滴眼药

　　用前仔细查对药名、浓度，防止用错药。大人洗干净手，再给孩子点眼药。

　　●**方法**：用左手食指和拇指轻轻分开孩子的上下眼皮，让他向上看，把药滴在下眼皮内，每次 1～2 滴。不要点在眼珠上，否则孩子会眨眼，把药全挤出来。点过药，可以轻轻提起下眼皮，防止药液马上流出来。眼药应放在阴凉干燥的地方保存。

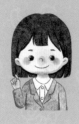

五、宝宝成长档案

下面是 7 月龄宝宝生长发育指标和心理发展指标，请家长认真读一读，并仔细测量孩子的各项发育指标，观察孩子的行为表现，记录在表格右侧，以帮助你了解孩子的发育是否在正常范围。如果孩子的发育情况与下列指标有些出入，也不要着急，因为孩子的发育受多种因素影响，有明显的个体差异。

第7个月 婴儿的生长发育指标

发育指标	7 月龄平均标准		记录
	男孩	女孩	
身高 / 厘米	70.3	68.7	
体重 / 千克	8.8	8.1	
头围 / 厘米	44.0	42.9	
胸围 / 厘米	43.9	42.7	
前囟	因骨化逐渐缩小		
牙齿	多数婴儿开始长两颗下颌中切牙		

第7个月 婴儿的心理发展指标

分类	项目	指标	记录
动作	独坐	将宝宝放在平板床上，可以独自坐稳	__月__日
	扶站	成人双手扶宝宝的双腕，宝宝可以站立	__月__日
	爬行	在成人的帮助下会爬	__月__日
	用手	手指能配合抓起玩具，会用一个玩具敲打另一个玩具	__月__日
感知觉	听觉	听到"爸爸"会把头转向爸爸的方向	__月__日
	知觉	喜欢玩水、用牙咬东西，会模仿大人拍手，会找当面藏起来的玩具	__月__日
语言能力	发音	会无意识地发出 baba、mama 的声音	__月__日
情感与社会性	情感	开始有愉快和不愉快的情感	__月__日
	社会性	见到父母和熟人会主动要求抱	__月__日
		对周围的环境感兴趣，会把注意力集中到感兴趣的事物上，并采取相应的行动	__月__日
生活自理	喝水	喜欢用水杯喝水，当盛少量水时，可以双手捧住杯子	__月__日
	坐便盆	可以使用坐便盆进行大小便，且大小便控制能力提升	__月__日

宝宝成长日记

● 在这里记下宝宝的成长故事：

贴上
宝宝的照片

Chapter **8**

第 8 个月

- 第 8 个月婴儿的发展特点
- 第 8 个月婴儿的养育指南
- 第 8 个月婴儿的学习与教育指南
- 给爸爸妈妈的建议
- 宝宝成长档案

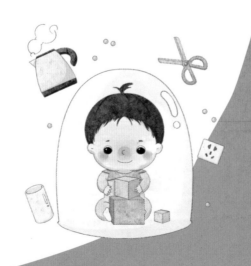

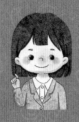

一、第8个月婴儿的发展特点

（一）生长发育特点

1. 身高和体重

第 8 个月宝宝的身高比上个月平均增长 1.3 ~ 1.5 厘米，男孩的平均身高是 71.7 厘米，女孩的平均身高是 70.1 厘米。

这一时期宝宝的体重比上个月平均增加了 0.3 千克，男孩的平均体重是 9.1 千克，女孩的平均体重是 8.4 千克。

发育指标	男孩	女孩
平均身高 / 厘米	71.7	70.1
平均体重 / 千克	9.1	8.4

2. 头围和胸围

7 个月大男孩的平均头围是 44.6 厘米，女孩的平均头围是 43.5 厘米。

这一时期男孩的平均胸围是 44.2 厘米，女孩的平均胸围是 43.5 厘米。

发育指标	男孩	女孩
平均头围 / 厘米	44.6	43.5
平均胸围 / 厘米	44.2	43.5

3. 牙齿

8个月大宝宝的牙齿正常均值为 0 ~ 4 颗。

（二）心理发展特点

8个月大的宝宝已经能用手和膝爬行，腹部能短时离床，爬行进一步扩大了宝宝的活动范围。宝宝还可以从俯卧位坐起；在坐着或爬行时，会自己用手扶着物体站起来；用手扶时能两只脚一前一后地站。

宝宝开始能够独立地移动自己的身体了。见什么抓什么，抓什么咬什么，不喜欢大人对他的摆布和限制。对玩具十分专注，会用各种方法弄响玩具，使劲捏、用手压、用手摇，甚至用脚踢，还可以两只手各拿一个玩具。过去碰到东西时，宝宝只会敲打或抓握，而这时开始会抚摸了。原来对妈妈的脸和头发只会抓和拽，现在也会做出抚摸的动作了。

宝宝的食指开始活动，喜欢抠洞穴，压挤键钮。有的宝宝喜欢按灯和电视机的开关，因为灯亮或电视图像的出现会让宝宝看到按压的效果。

小宝宝理解语言的能力在快速发展，他会用摇头表示"不要"，用点头或伸手表示"要"，开始真正地表达自己，而不是单纯地模仿。这时的宝宝理解了家人的称呼，能够将玩具交给指定的人。能有意识地模仿语音，并以此为乐。相比上个月，宝宝更能理解常听到的词的意思，懂得父母的命令，要求他不去做的事情，他会乖乖听话，有停止活动的反应。

这时的宝宝看到亲人，主要是母亲，会展开双臂要抱，表示亲近。会识别大人脸上的表情，知道大人是高兴、生气还是悲伤，自己也会做各种表情，如挤眼、噘嘴等。

这个时期的宝宝正处于分离焦虑期，只要与妈妈分开，就有明显的焦虑感，感到很不安。紧张或者是不安的时候，宝宝都会不自觉地吮吸手指，这个动作是能让宝宝安静下来的有效办法，也是宝宝自我安慰的方式之一。宝宝这一心理现象是正常的，一般都会在第 18 个月之后慢慢消失，家长们不必过于担心，适时给予宝宝一些安慰，宝宝是能听懂的。

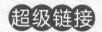

超级链接

“呆瓜脸”实验

有一项被称为“呆瓜脸”的实验，即每当宝宝想要跟妈妈玩时，妈妈就绷着一副呆瓜脸，淡漠地看着宝宝。这时，宝宝会做出各种努力，包括对妈妈微笑、伸手指向妈妈、对妈妈晃晃小手，甚至是发出尖叫声。不过，这些办法都没有用。结果，宝宝就会把脸转向一边，会哭泣，会落寞消沉。当妈妈从呆瓜脸恢复正常之后，宝宝需要花一点儿时间才能重新信赖妈妈，并和妈妈一起玩耍。因此，父母要以温暖积极的态度回应孩子，才有助于宝宝与他人积极互动。

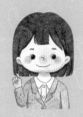

二、第8个月婴儿的养育指南

（一）第8个月婴儿的育儿要点

- 逐渐使辅食多样化。
- 充分爬行。
- 增加户外活动时间。
- 增加手的操作，如指眼鼻、捏糖丸、学爬行等。
- 注意安全与卫生，教宝宝坐便盆。
- 交朋友，学"谢谢""再见"。
- 满8个月接种麻疹疫苗。

（二）营养与喂养

1.吃鸡蛋的学问

从第8个月起，宝宝消化蛋白质的胃液已经充分发挥作用了，这个月可多吃一些蛋白质含量高的食物。

鸡蛋最突出的特点就是含有优良的蛋白质，而且易于消化、吸收。但这并不意味着吃得越多越好，而是要按科学的方法食用。一是适量，每天1～2个就足够了；二是一定要把鸡蛋煮熟再吃。

2. 辅食小菜谱

• **虾末菜花**：将30克菜花洗净，放入开水中煮软后切碎。

把虾洗净，放入开水中煮后剥去皮，取10克虾肉切碎，加入白酱油、精盐各少许，使其具有淡咸味，倒在菜花上即可喂给宝宝。

• **鸡汤煮面片**：将煮熟的鸡肉30克、洗净的圆白菜15克和芹菜5克切成碎末备用。

将锅置火上，放入鸡汤，放入面片30克，煮熟后倒入鸡肉末和菜末，加入少许酱油，使其具有淡淡的咸味，即可给宝宝食用。

• **花生（芝麻）粥**：将花生或芝麻炒熟后，用擀面杖碾成细粒状，加入煮好的粥中搅拌，再放入少量精盐，即成营养味美的花生（芝麻）粥。

• **三色猪肝粥：**

粳米30克，猪肝30克，胡萝卜半个，菠菜3棵，葱姜末、精盐、香油少许，鸡汤（或肉汤）1大勺。

将米淘净，入锅加清水，煮成稀粥。

猪肝洗净剁碎，胡萝卜切成碎末，西红柿去皮切碎，菠菜用开水焯过后切碎。

将猪肝泥和胡萝卜末放入锅内，加鸡汤煮熟后，和西红柿、菠菜一起放入煮好的粥内。加精盐调味再煮片刻，最后滴少许香油，待晾温后即可食用。

• **什锦豆腐糊：**嫩豆腐1/6块，煮后切碎的胡萝卜末1匙，绿叶菜末1大匙，肉末1匙，调匀的蛋液、肉汤各1大匙，白糖、酱油少许。

将豆腐放入开水锅中焯一下，去掉水分，切成碎块。将肉末放入锅内，加肉汤、白糖和酱油，再把碎豆腐和蔬菜末放入锅中，用微火煮至收汤。将调匀的蛋液倒入，不断搅拌使整个菜成糊状即可。

• **浇汁蛋羹：**

鸡蛋1个，肉末、青菜末少量，番茄酱20克，虾皮一小撮，淀粉、精盐、香油少许。

鸡蛋磕入碗内调成蛋液，加盐和温水搅匀后，上火蒸熟。虾皮剁成细末。

锅内放适量清水（肉汤更佳），水开后放入虾皮末、青菜末、肉末、番茄酱和盐同煮，最后加淀粉勾芡成浓汁。

将浓汁浇在蒸好的蛋羹上，滴几滴香油即可食用。

• **肝末西红柿：**猪肝50克，西红柿1个，葱头半个，精盐少许。

将猪肝洗净剁碎，西红柿洗净，用开水略烫一下，剥皮切碎。葱头洗净，去皮切碎待用。

将猪肝和葱头末同时放入锅内，加入清水煮沸，然后加入西红柿和粗盐，使其有淡淡的咸味即成。

（三）卫生与保健

1. 保护宝宝的眼睛

• 注意讲究眼部卫生。宝宝的毛巾和脸盆要用专用的，并保持清洁，不得随意用他人的。不要让孩子用手去揉眼睛。发现宝宝患眼病后，要及时治疗，按时点眼药。

• 防止强烈的阳光或灯光直射婴儿眼睛。婴儿室内的灯光不宜过亮，到室外晒太阳时要戴遮阳帽，以免阳光直射眼睛。

• 防止锐利物刺伤眼睛及异物入眼。玩具要无尖锐棱角，不能给婴儿小棍类或带长把的玩具玩。要注意防止尘沙、小虫等进入眼睛。

• 成人患急性结膜炎时，要避免接触婴儿。

2. 保护宝宝的听力

听觉功能是语言发展的前提。如果听不到声音，就无法模仿语音。必须注意以下几点。

• 慎用链霉素、青霉素、卡那霉素，庆大霉素等能够引起听觉神经中毒的抗菌素。

• 防止疾病的发生。麻疹、流脑、乙脑、中耳炎等疾病都可能损伤婴儿的听觉器官，造成听力障碍。因此，要按时接种疫苗。

- 避免噪声。婴儿外耳道短且窄，耳膜很薄，强烈的噪声会损伤婴儿柔嫩的听觉器官，降低听力，甚至引起噪声性耳聋。

- 不要给婴儿挖耳朵，不要让婴儿耳朵进水，以免引起耳部疾患。

- 防止婴儿将细小物品，如豆类、小珠子等，塞入耳内，引起感染。

3. 安全保护

宝宝学会了爬行后，就会尝试扶着家具挪步，由于活动范围的扩大，发生意外的可能性也就增加了。安全起见，父母在放置以下物品时，应尽可能放在孩子接触不到的地方，以防意外。

（1）尖锐刃器。 刀、剪刀、毛衣针、铁锥等都是尖锐锋利的危险品，用后应立即放回原处。因为婴儿拿到物品后常爱模仿大人摆弄，而其动作的准确性与协调性较差，容易误伤自己。

（2）细小物品。 宝宝无论什么东西都想往嘴里放，所以纽扣、玻璃球、豆子、棋子、药片之类体积很小的东西要安置妥当，以防婴儿吞入口中，造成气管异物。

（3）易烫伤物品。 家中的热水瓶，刚用完的电熨斗，盛有热水的杯子，热汤、粥以及刚从火上端下来的壶、锅等，都应放在适当的地方，以防宝宝初级被烫伤。

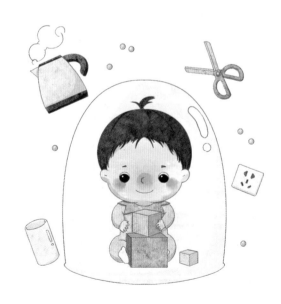

（4）电源电线。 电源插座最好放在孩子抓够不到的高处，或在它的前面摆放不易挪动的家具。暂不用的插座，最好贴上胶布。

（5）**易碎物品**。如玻璃器皿和瓷器等，宝宝不小心碰到或玩耍时抓握不慎就会弄碎，造成割伤或刺破皮肤。药品更应放在适当的地方。

其他注意事项：

（1）**小儿进食时不宜逗乐**。小儿的咀嚼与吞咽功能尚不完善，如果在他进食时与之逗乐，不仅会影响小儿良好饮食习惯的形成，还可能将食物喂入气管，引起窒息。如果婴儿在吃奶时不慎将奶水吸入气管，还会导致吸入性肺炎。

（2）**小儿临睡前不要逗乐**。睡眠是大脑皮层抑制的过程，小儿的神经系统尚未发育成熟，兴奋后往往不容易抑制。如果小儿睡前过于兴奋，往往迟迟不肯睡觉，即使入睡，也会睡不安稳，甚至出现夜惊。

（四）预防疾病

1. 小儿麻疹

麻疹是由麻疹病毒引起的急性出疹性疾病，曾经是危及生命的传染病之一，具有很强的传染性。麻疹病毒是通过呼吸道传播的，麻疹病人是唯一的传染源。

麻疹潜伏期通常为 6 ~ 18 天，发病时可有高热、眼结膜充血、流泪、打喷嚏、流鼻涕等症状；发病第 3 天，口腔两颊的黏膜上会出现针尖大小的白色斑点，周围有红晕；发热 3 ~ 4 天后出现皮疹，皮疹为玫瑰红色，略高于皮面，疹间皮肤较正常，出疹顺序先为颈后，逐渐波及前额、面部，然后自上而下顺次延至躯干和四肢，有的到达手掌和足底；4 ~ 5 天后，进入恢复期。若宝宝患过麻疹，将终身不再发病。

麻疹的治疗没有特异性，但出麻疹的宝宝全身抵抗力降低，若护理不好或环境卫生不良，很容易发生肺炎、喉炎、脑炎、营养不良等疾病，严重者可危及生命。所以，要加强护理，给宝宝喝足够的水，吃一些易消化、富有营养的食物，屋内保持空气新鲜，温度和湿度也要适宜。要经常给宝宝洗脸，用温开水洗净眼的分泌物，及时清除鼻腔分泌物。

2. 预防接种

按照《国家免疫规划疫苗儿童免疫程序及说明（2021年版）》规定的接种程序与接种方法，进行麻腮风疫苗第一剂的接种，以及乙脑减毒活疫苗第一剂或乙脑灭活疫苗第1、2剂的接种。

3. 查血色素

按高密度生长发育监测的要求，6个月大至1岁的宝宝每两个月要做一次体检。一是因为6个月大以后，出生时母亲留在宝宝体内的抗体已消耗得差不多了，这时的孩子开始经常发热、感冒、腹泻。二是由于辅食添加不当而引起的营养问题也不断出现，均需医生及时指导。因此，在宝宝8个月大时，一定要查一次血色素，以便及早发现是否有贫血。如有贫血，要及早进行干预。

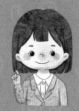

三、第8个月婴儿的学习与教育指南

（一）动作学习与教育

1. 趣味保健操

（1）提单臂坐起

用左手握住孩子手腕，让孩子抓住家长左手的拇指。右手按住孩子双膝，左手轻轻拉引孩子，让孩子一只手支撑坐起，然后再换一只手重复。做四个八拍。

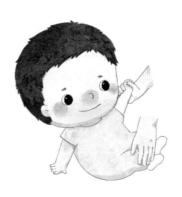

（2）握腕跪坐起立

孩子俯卧，家长两手扶住孩子两只手腕，让孩子跪坐起来，继而扶他站起。做四个八拍。

2. 安全爬行的"运动场"

● **目的：** 锻炼宝宝爬行动作。

翻山坡

家长平躺在床上，或用叠好的被子做成"山坡"，让宝宝从家长的肚子或被子上爬过去。

钻山洞

家长膝盖和手撑地，身体搭成拱形"山洞"，鼓励宝宝钻过"山洞"爬出。

越盆地

把一个比较浅的大盆放在床上或垫子上，让宝宝练习爬进爬出。

跟踪追击

移动宝宝喜欢的玩具，引导他跟着爬来爬去。

3. 拉物站起

● **目的：**通过主动拉物，竖直身体，练习宝宝腿部力量。

让宝宝练习自己从仰卧位拉着物体（如床栏杆等）站起来。可先扶着栏杆坐起，逐渐到扶栏站起，锻炼平衡自己身体的技巧。

4. 站立运动

● **目的：**训练宝宝站的能力和平衡能力。

让宝宝抓住家长的大拇指，轻轻地把他从卧位拉到坐位，然后再拉他慢慢站起。每天练习几次，增强肩、胸的活动能力。等宝宝能站后，可以在床栏上挂些玩具，吸引宝宝站起来取玩具，家长在旁边帮忙和照顾。另外，可以让宝宝在床上站好，从旁边或前边轻轻地推他一下，使他失去平衡，再用另一只手准备扶住宝宝，防止他跌倒。注意每次最多只能让他站10分钟左右。

5. 捏糖果

● **目的**：训练宝宝拇指、食指配合捏物的灵活性和手眼协调能力。

让宝宝坐在你的腿上，两肘搁在桌面上，在桌上的盘子里放一个有盖的透明的杯子，里面装上彩色糖果。先摇动杯子发出柔和的响声，让宝宝看到糖丸在杯中跳动，引起他玩的兴趣，再打开盖子，把糖果倒在盘子里，告诉

他"这是糖"。边说边示范把一粒糖果从盘子里拣起，放进杯子里（动作要慢），示范几次后，让他自己用拇指和食指捏起糖丸，放进杯子里。刚开始可以手把手教他，稍熟练后，让他自己把糖丸都放进杯里，再盖上盖子摇一摇，发出有趣的声音作为鼓励。

● **注意**：训练时大人一定要细心观察，防止宝宝吞食糖丸，从而发生呛噎、窒息。

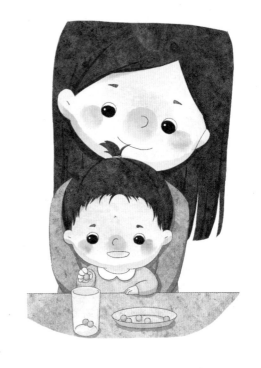

6. 放玩具入盒

● **目的**：让宝宝学会握和放的动作，理解语言，协调手、眼、脑。

在宝宝能有意识地将手中物品放下的基础上，训练宝宝玩一些大小不同的玩具，并教他将小的物体放入大的容器中，如将积木放入盒子内。反复练习，训练宝宝有意识地将手中玩具或其他物品放在指定的地方。家长可给予示范，让宝宝模仿，并反复地用语言示意他把某物放下，或放在某物上。宝宝从握紧到放手，使手的动作受意志控制，进一步协调手、眼、脑。

7. 敲悬垂物

● **目的**：训练宝宝手的灵活性，理解敲击物体和发出声音的关系。

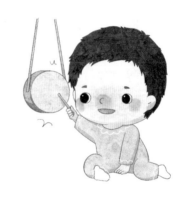

宝宝在这个阶段，特别喜欢拿着积木或小瓶东敲敲、西敲敲。家长要适时引导孩子这种自发的兴趣。可以在宝宝手够得着的地方，悬挂一个小鼓或小铁罐，教孩子拿着尺子或小棍子等物去敲击。

8. 摇摇晃晃

● **目的**：激发宝宝的愉快情绪，锻炼勇敢精神和平衡能力。

宝宝仰卧在长方形的小被上，父母分别拉住小被的四个角，把被子提到离床 30 ~ 40 厘米高。然后父母同方向缓缓地左右摇晃，边摇晃边说："摇摇晃晃。"摇半分钟左右，把宝宝放在床上休息一会再摇。宝宝在这项游戏中，会快乐地大笑。

（二）语言学习与教育

1. 听懂大人的指令

● **目的**：理解语意。

对宝宝发出"坐下""不要吃""给妈妈""让爸爸看看你的新鞋"等指令，宝宝会用动作来回应大人的要求。可配合儿歌或音乐的拍子，握着宝宝的手，教他拍手，并按音乐节奏，模仿小鸟飞等动作活动身体。

2. 模仿发音

● **目的**：锻炼发音。

让宝宝练习模仿发音，使用有意义的单词，如"爸爸""妈妈"之类的称呼，也可以训练他说一些简单的动词，如走、坐、站等。在模仿发音后，要引导他主动地发出带辅音的单字。观察宝宝是否见到父亲叫"爸爸"，或见到母亲叫"妈妈"。

3. 听儿歌，讲故事

● **目的**：发展婴儿的语言听觉，加强词汇和物体的联系。

从儿童图书中选择一些短小的故事或朗朗上口的儿歌，读给宝宝听。宝宝并不能懂得这些故事和儿歌的内容，但动人的韵律会使他得到乐趣。

如果故事或儿歌有相应的插图，将这些插图指给宝宝看，这就是使宝宝建立起图画和词汇之间联系的开始。韵律和节拍对婴儿早期的听觉发育非常重要。

小猴子造房

小猴子要造房子，可是又想玩。他看看太阳，天气很好，就说："等明天吧！"第二天，他又贪玩，又说："等明天吧！"许多天过去了，房子还没造好。下雨了，天冷了，小猴子没有房子住，心里很后悔。

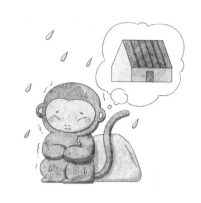

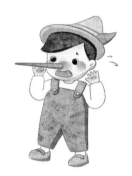

长鼻子匹诺曹

有个木偶叫匹诺曹。一天，他说了假话，小鼻子就长得老长老长。他吓坏了，再也不敢说假话了，鼻子又变了回来，和原来一样可爱。

小手

小手小手真能干，
会玩玩具会吃饭。

小白兔

小白兔，白又白，两只耳朵竖起来，
爱吃萝卜爱吃菜，蹦蹦跳跳真可爱。

小脚

小脚小脚真能干，

能走路来能跑步。

鹅

一群大白鹅，碰上狐狸婆，

呀，呀，呀，赶紧水中躲。

雷公公

轰隆隆，轰隆隆，

谁来了？雷公公。

喊醒小青蛙，叫来小蜜蜂。

去采蜜，去捉虫，千万别当小懒虫。

月亮和星星

弯弯月儿像镰刀，

满天星星像小草。

我用镰刀割小草，

咦——星星依旧向我笑。

果宝宝

秋天到，真热闹，树上挂满果宝宝。

果宝宝，见了我，争着吵着要我抱。

（提示：边念边把各种水果递给宝宝，让宝宝抱住。）

（三）认知学习与教育

1. 铃儿响叮当

● **目的：** 帮助宝宝将动作与动作结果联系起来，训练宝宝动作的协调性。

准备一个有短拉绳的小铃铛和一把带扶手的高椅子。将铃铛系于椅子的扶手上，位置刚好让宝宝能够拉到绳子，家长先示范动作，让铃铛发出声音。然后让宝宝自己拉动绳子听铃声。当宝宝因为拉动绳子而使铃铛发出声音时，就会很兴奋，会不断重复这个游戏。家长可以鼓励宝宝多做几次，让宝宝理解其中的因果关系。

2. 滚筒

● **目的**：了解物体滚动的特性。

将圆柱体的滚筒（可用饮料瓶代替）放在地上，让宝宝用两只手推动它向前滚动。待宝宝玩熟练后，再让他用一只手推动滚筒，并把它滚到指定地点。宝宝做对时，家长应给予鼓励。

3. 戴帽子

● **目的**：认识物体，理解语言，形成帽子的概念。

准备各种各样的帽子，如小布帽、毛线帽、皮帽、太阳帽、纸帽等，把宝宝抱到大镜子前，给他戴上一顶帽子说："帽子。"玩一会儿之后把帽子摘下，再戴上另一顶，还说："帽子。"以此类推，逐渐使他明白尽管这些物品的大小、形状、颜色不同，但都是帽子，都可以戴在头上。

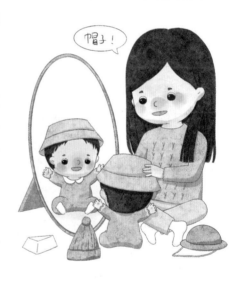

4. 指眼、鼻、口

● **目的**：理解语言，认识五官，训练手眼协调能力。

让宝宝和你对坐或抱起宝宝，问："鼻子呢？"让他指你的鼻子或自己的鼻子，指对了就亲他一下说："对！宝宝真聪明！"以此类推，教宝宝学会认识五官。

5. 把玩具还给父母

- **目的**：训练宝宝听懂言语的能力和认物能力。

父母和宝宝面对面坐着，玩具放在身旁。父母一边缓慢而清晰地说出每件玩具的名称，一边把玩具一样一样地拿给宝宝。拿完后，把手伸给宝宝，一边喊着玩具的名称，一边让宝宝把玩具一样样还给自己。如果宝宝一时搞不清，或者不愿意给，家长就把玩具拿回去，并说出那件玩具的名称。

（四）情绪和社会交往的学习与教育

1. 接近生人

- **目的**：发展宝宝的交往能力。

抱起宝宝，让他接近生人（邻居或朋友）。过一会儿，生人对他笑笑，给他一个小玩具，同他玩一会儿，让他渐渐放松，当宝宝报以微笑时再向他伸手。生人接抱宝宝时，家长应在旁边，使宝宝有安全感。宝宝可以随时向家长伸手，才会放心接近生人。哪怕生人一次只接抱一秒钟，有过几次这种体验，宝宝就敢于接近生人和新事物了。

2. 交朋友

- **目的**：锻炼宝宝的社会交往能力。

户外活动时，可抱着宝宝和别的宝宝相互接触，看一看或摸一摸别的婴儿，或在别人面前让宝宝表演一下新技能，或观看别的宝宝的本领。如果宝宝出现抓别人脸或抢别人玩具的行为，要制止他。也可让宝宝和其他同龄婴儿在铺有席子的地上互相追随爬着玩，或抓推滚着的小皮球玩，或和大一些的幼儿在一起玩。看他是否更喜欢和较大的孩子在一起玩。

3. 识别态度

● **目的**：帮助宝宝理解表情的含义。

用表现严厉或不高兴等态度的面部表情来阻止宝宝的某种行为。如宝宝要撕坏一本完好的书，家长可以板起脸来"嗯？"一声，或皱起眉头盯着宝宝看，看孩子是否能领会你的情绪，停止行动。

（五）生活自理能力培养

1. 大小便坐盆

一般健康成长的婴儿每天都能准时排便，而且早晨吃奶后排便居多。因此，每天一到这个时间就应该让婴儿坐在便盆上。但是，孩子真正能自己控制大小便一般要到1岁半到2岁，这一时期还只是反射性地排便。

这个时期决不能硬来，把屎把尿时，若婴儿吵着不干或过了5分钟还不肯排便，就垫上尿布。只要每天坚持练习，时间一长，孩子一坐到便盆上就会排大小便了。

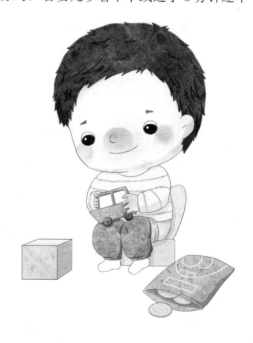

注意排便卫生，养成良好的卫生习惯。宝宝坐盆排便时，不能边排便边吃饭、吃零食或玩玩具。给宝宝（尤其是女孩子）擦屁股，要坚持从前向后擦，因为从后向前擦容易造成尿道污染。每天晚上都要给宝宝洗屁股，每次排便后，将便盆洗刷干净。将宝宝的便盆倒掉以及给宝宝擦屁股后，家长都要用流动的水将手洗干净。

2. 配合穿衣

家长给宝宝穿衣服时，要告诉他"伸手""举手""抬腿"等，让他用动作配合穿衣、穿裤，如果他还不能听懂，家长就用手去示范协助。要经常表扬宝宝的配合，以后他就会主动伸臂入袖、伸腿穿裤。

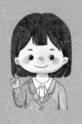

四、给爸爸妈妈的建议

（一）第8个月婴儿的教养建议

1. 扔玩具也是学习

扔玩具是1岁半前宝宝心理发展过程中的普遍现象，也是智力发展的一种表现。五六个月大的宝宝手眼已经协调，能在视线的引导下用手去抓握，但双手的配合还不协调。当他单手拿着一个玩具时，不会用空着的另一只手去拿身边的其他玩具，而是必须放下手中的这个玩具才去拿其他玩具，这是扔东西这一行为的最初萌芽。

第8个月以后，宝宝的这种表现越来越明显，家长越不让他扔，他扔得越起劲。对于这种行为，可以理解为宝宝对自己能使物体发生变化产生了兴趣。在扔东西的过程中，宝宝会对不同物品扔出的远近、声响、反应等产生不同的感受，从而获得不同的经验。因此，在此阶段对宝宝的这种行为不必大声指责、强行纠正，可以拿一些不容易被扔坏的东西给他，一次给的玩具也不要太多。

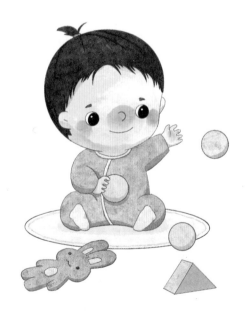

2. 玩具是宝宝的教科书

对于婴幼儿来说，生活就是游戏。宝宝在游戏中不断成长，而玩具在宝宝的成长过程中扮演着极其重要的角色，能锻炼肌肉，促进动作的发展，启迪宝宝的心智。宝宝在游戏中不断体验到成功与失败、自由与规则、过程与结果，在满足玩的乐趣的同时，丰富了自己人格的内涵。

玩具有多种类型和功能，对宝宝的影响和作用也不同。对没有上学的孩子来说，玩具就是他们的教科书，宝宝通过玩具去认识世界。因此，为了让宝宝能在游戏中健康成长，家长要合理地选择玩具。

（二）教爸爸妈妈一招

宝宝睡眠倒退怎么应对

睡眠倒退指宝宝在能睡整觉之后，出现了小睡变短、在小睡或晚上睡前极度哭闹粘人、抵制睡觉、频繁夜醒等现象。睡眠倒退开始于宝宝8个月或9个月大时，一般持续3～6周，在宝宝10个月大左右结束。

为什么会发生睡眠倒退？

● **大运动的发展：** 八九个月正是大部分宝宝学会爬和扶站的阶段，宝宝会爬之后，觉醒水平增加，会影响他们的自我调节能力，并导致一段时间的不稳定性，这种不稳定就表现在醒得更频繁。

● **心智的发展：**《神奇的飞跃周》一书指出，在婴儿生命之初的20个月里，会有10次心智发展的飞跃。在这些飞跃来临之际，宝宝的大脑经历着突然而剧烈的变化，这些变化能使他学到许多新技能，但也会让他感到困惑，他甚至被吓呆了，仿佛进入了一个全新的世界。婴儿第6次心智发展的飞跃在34～37周之间，也正好是八九个月大的阶段。当宝宝的大脑一直处于忙碌的状态时，睡觉对他而言就变成了一件困难的事情。

• **并觉的影响**：随着宝宝清醒时间的延长，在第 8 个月左右，他可能刚经历白天三觉并两觉，以及不再睡黄昏觉。作息时间的变化也会导致出现睡眠问题，宝宝可能会因为睡晚而过度疲劳、难以入睡。此外，这个阶段宝宝的睡眠还可能受到出牙和分离焦虑症的影响。

以下几点可帮助宝宝尽快度过这个倒退阶段。

• 让宝宝在白天多练习新技能，例如从站到坐、自己躺下等。越快掌握新技能，这个阶段就会越快渡过。

• 越多放手让宝宝自己尝试扶站等动作，对睡眠的影响就会越快消失。相反，家长干预过多，宝宝形成长期睡眠问题的概率就会越大。

• 如果宝宝刚刚开始三觉并两觉，晚上入睡的时间就要比之前提前一些，防止宝宝过度疲劳。

面对宝宝的睡眠倒退，不要轻易升级安抚方式，如在宝宝半夜醒来时把他从婴儿床抱到大床上，或对已经不吃夜奶的宝宝用吃奶的方式安抚使其重新入睡。

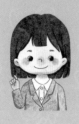

五、宝宝成长档案

下面是 8 月龄宝宝的生长发育指标和心理发展指标，请家长认真读一读，并仔细测量孩子的各项发育指标，观察孩子的行为表现，记录在表格右侧，以帮助你了解孩子的发育是否在正常范围。

如果孩子的发育情况与下列指标有些出入，也不要着急，因为孩子的发育受多种因素影响，有明显的个体差异。

第8个月 婴儿的生长发育指标

发育指标	8月龄平均标准		记录
	男孩	女孩	
身高 / 厘米	71.7	70.1	
体重 / 千克	9.1	8.4	
头围 / 厘米	44.6	43.5	
胸围 / 厘米	44.2	43.5	
前囟	因骨化继续缩小		
牙齿	除个别情况外，绝大多数婴儿已长齐两颗下颌中切牙		
睡眠 /（小时 / 天）	13 ～ 14		

第8个月 婴儿的心理发展指标

分类	项目	指标	记录
动作	爬行	会朝各个方向爬	__月__日
	会坐起躺下	会从仰卧到坐，并会自己躺下	__月__日
	拇食指对捏	能用拇指、食指对捏	__月__日
认知	认识五官	认识一个以上	__月__日
感知觉	触觉	会用手触摸、拍打玩具，想伸手抓东西	__月__日
	听觉	开始将声音和特定的对象联系起来	__月__日
	视觉	有目的地看目标物	__月__日
语言能力	懂得语义	会模仿大人的动作或声音，如"再见""谢谢"	__月__日
情感与社会性	情感	已经懂得大人的面部表情	__月__日
	社会性	看见熟人会用笑来要求抱，对新鲜的事情会感到惊奇和兴奋，从镜子里看见自己会到镜子后面去寻找	__月__日
生活自理	吃饭	开始用手抓饭吃，能抓住杯子和勺子，会自己吃一些食物	__月__日
	睡眠	逐步形成定时睡眠的习惯	__月__日

宝宝成长日记

● 在这里记下宝宝的成长故事：

_____

_____

_____

贴上
宝宝的照片

_____

_____

_____

_____

_____

_____

Chapter **9**

第 9 个月

- 第 9 个月婴儿的发展特点
- 第 9 个月婴儿的养育指南
- 第 9 个月婴儿的学习与教育指南
- 给爸爸妈妈的建议
- 宝宝成长档案

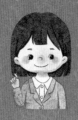

一、第9个月婴儿的发展特点

（一）生长发育特点

1.身高和体重

第9个月宝宝的身高比上个月平均增长1.3～1.5厘米，男孩的平均身高是73.1厘米，女孩的平均身高是71.5厘米。

这一时期宝宝的体重比上个月平均增加了0.3千克，男孩的平均体重是9.4千克，女孩的平均体重是8.7千克。

发育指标	男孩	女孩
平均身高／厘米	73.1	71.5
平均体重／千克	9.4	8.7

2.头围和胸围

第9个月宝宝头围增长约0.5厘米，男孩平均头围是45.1厘米，女孩的平均头围是44.0厘米。

这一时期宝宝胸围增长约0.25厘米，男孩平均胸围是44.6厘米，女孩的平均胸围是43.6厘米。

发育指标	男孩	女孩
平均头围/厘米	45.1	44.0
平均胸围/厘米	44.6	43.6

3. 牙齿

第9个月时，绝大部分婴儿已长齐两颗下颌中切牙，有的已开始长出两颗上颌中切牙。

（二）心理发展特点

第9个月的宝宝动作发展很快，不仅会爬，而且在大人的帮助下能够灵活多样地爬，爬时仅用手和膝盖或手和脚。宝宝能够自己坐着，而且双手玩着玩具。稍不留意，宝宝就由坐着翻到俯卧的状态，有的宝宝还可以从俯卧位转向坐位。

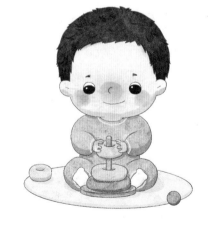

把宝宝放在小床内，他能够扶着围栏自己站起来。当家长在前面拉着他的小手时，宝宝能向前走三步以上。小宝宝的手指也更加灵活，他能够用拇指和食指配合，将桌子上的一个小玩具或其他小东西捡起，将杯子里的小方块积木取出，还能自己拿奶瓶吃奶或喝水。

第9个月的宝宝不仅能更多地理解语言，也能更多地模仿大人的发音，有时会发出类似"妈妈"的声音，但还不是有意义的语言。家里来了客人，宝宝会用拍小手表示"欢迎"，当客人走时，会摆摆手表示"再见"。这个时期的宝宝知道自己的名字，叫他名字时知道应答，并懂得简单的语意。比如宝宝想要拿某个东西，家长严厉地说："不能动！"他会立即缩回手来，停止行动。

令人惊奇的是，当宝宝听到熟悉的音乐时，会哼哼唧唧地唱，而且他的发音肯定与音乐有关。家长要不断地帮助、鼓励、表扬他。

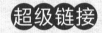
超级链接

吓唬会夺命

心理学家华生让9个月大的艾伯特抚摸一只小白鼠，抚摸毛茸茸的小东西是小孩儿喜欢的事，艾伯特也不例外。但是有一天，当艾伯特抚摸小白鼠时，突然听到敲打铁棒制造出来的巨大响声，被吓哭了。随后每次抚摸小白鼠都能听到可怕的巨响，到后来艾伯特由于过度惊吓而哭到近乎昏迷。

所以父母不要为了不让宝宝做某些事情就经常吓唬宝宝，日常的恐吓虽然不会这么极端，但也会给孩子造成恐惧和紧张感。长此以往，孩子不仅会失去安全感，还会出现胆小、自尊感低的现象。

宝宝对家里的环境更熟悉了，能够认识的物品也越来越多。了不起的是，他能够识图认物。如果给宝宝一些图像清晰、色彩鲜艳的简单图片，他能够在父母的训练和提示下，指认图片上的动物或物品了。

这个时期的宝宝有了游戏的意识，如果你和他玩藏猫猫的游戏，他不仅会用微笑表示愉快的情绪，而且会主动参与，在你上次露脸的地方等着你的脸再次出现。宝宝在用自己的方式和大人交往，发展社交能力。

第9个月宝宝的培养重点在练习爬行和站立，训练拇指和食指的对捏动作，鼓励发音，提高宝宝对语言的理解，增加户外活动的时间，培养良好的习惯。

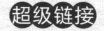

看不见≠不存在

心理学家皮亚杰在儿子劳伦特5个月时拿玩具逗他，当玩具在孩子视线范围内时，他会伸手抓取；当玩具移出孩子视线时，他便不再寻找。这种反应会持续到生后9个月，小宝宝认为"看不见＝不存在"。当劳伦特9个月大时，反应发生了变化，他开始试图寻找看不见的玩具。此时的儿童获得了客体永久性，即认识到"看不见≠不存在"，但对于隐藏物的位置认识还存在欠缺。

所以，父母可以经常和宝宝玩躲猫猫游戏，发展宝宝辨别物体位置的能力。

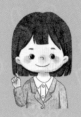

二、第9个月婴儿的养育指南

（一）第9个月婴儿的育儿要点

- 辅助食品为主，合理喂养。
- 充分爬行，促进动作协调发展。
- 加强和宝宝的交往，培养愉快情绪，发展语言。
- 提供适宜的玩具，增加家庭趣味游戏。
- 扶走，增加户外活动时间。
- 引导宝宝跟着音乐节奏随意摆动身体。
- 鼓励宝宝配合家长为其穿衣等活动。
- 引导宝宝学习坐盆排便。

（二）营养与喂养

1. 辅食为主

从这个月起，宝宝早、中、晚餐可以辅食为主，为断奶做好准备。

宝宝一天的食物中，仍应包括谷薯类，肉、禽、蛋、豆类，蔬菜、水果类和奶类，如果辅食添加顺利，可逐渐扩大辅食的种类，如土豆、白薯等含糖较多的根茎类食物，以及粗纤维的食物。最易消化的是鱼肉。9个月大的宝宝已经长牙，有咀嚼能力，可以让他啃硬一点儿的东西。

尽管宝宝饮食已与普通饮食近似，但仍要注意以细、软为主，调味尽量淡，色泽和形状上尽可能多做变化来引起宝宝的食欲。

2. 养成良好的吃饭习惯

9 个月大的宝宝已经能够坐稳，可以让宝宝坐在有东西支撑的地方或坐在儿童椅里给他喂饭，每次喂饭让宝宝坐在固定的地方，宝宝就会明白这是吃饭的地方。

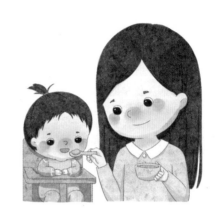

这个月龄的宝宝在吃饭的时候总想自己动手去抓，这样既不卫生，又会使宝宝养成不好的习惯。家长可以先让宝宝拿着勺，大人把着他的手，把饭盛在勺子上，再送入口中，让宝宝渐渐养成自己吃饭的良好习惯。

3. 黄豆——营养之花

黄豆是含蛋白质最丰富的植物性食物，它的蛋白质含量远远超过了肉类和蛋类，相当于牛肉的两倍、鸡蛋的两倍半，而它的蛋白质质量和蛋类、奶类相似，简直就是蛋白质的大仓库。

黄豆中的脂肪以不饱和脂肪酸居多，质量好，易消化吸收，是维持人体健康不可缺少的。黄豆中含有的钙、铁、铜、锌、碘、核黄素、尼克酸、维生素 E、维生素 C 丰富，是矿物质、微量元素、维生素的良好来源，是婴儿平衡膳食必不可少的食品，被冠以"营养之花"的美称。

豆制品如豆腐、豆浆等，比生黄豆的营养价值更高，更易被婴儿消化和吸收。

（三）卫生与保健

1. 宝宝斜视早治疗

斜视是指宝宝左右两只眼睛不能同时看同一物体。斜视不仅直接影响宝宝的外貌，而且斜视眼常会成为弱视眼，从而不能产生立体视觉，给今后的生活造成诸多障碍。

当宝宝出生 6 个月后，家长就应注意观察宝宝的眼睛是否有斜视，以便及时发现、及早治疗。

在日常生活中，也应注意让宝宝用双眼正视物体，预防斜视。比如悬挂玩具时，要挂在孩子胸部的正上方，不要挂在眼上方或距离眼睛太近的地方，悬挂玩具的位置要经常更换。

2. 学步车不是安全的保姆

学步车对宝宝有一定的益处，它可以帮助宝宝走路，让宝宝朝着自己想去的方向前进。但是，如果图省心，把孩子放进去就不管了，整日让孩子在学步车内玩，对孩子的发展就会造成危害了。

- 学步车把孩子固定在一个狭小的圈子里，缩小了孩子的活动范围，使宝宝失去了学习各种动作的机会，比如爬行。
- 宝宝不能自由探索周围的各种事物，其思维和语言的发展都会受限制。
- 容易发生事故。宝宝在学步车内到处猛冲，可能会触着门的边沿、石头、地毯而使车翻倒，或墙边、桌角碰着孩子的手，致使宝宝受伤。

所以，不管有多忙，家长都应该抽出时间多陪陪孩子。

3. 安全保护

（1）防碰伤。宝宝已经学会了爬和坐，正试图站立、行走，但动作的协调性和准确性还比较差，稍不留心或受外力轻轻一碰，宝宝便会跌倒。为了使宝宝免受伤害，要把室内的家具棱角用布或橡胶套包起来。剪刀、毛衣针等尖锐、锋利的危险品要妥善保管。

（2）**防祸从口入**。宝宝的小手越来越灵活，很容易捡起并吞食某些可能导致伤害的东西，如纽扣、药片等，家长要把这些细小零散的东西整理好。

（3）**防窒息**。防止孩子将塑料袋套在头上，也不要将瓜子、花生、口香糖等给孩子吃或玩，这些都是危险的举动。

（四）预防疾病

1. 痱子的防治

天气炎热时，宝宝常常会生痱子，皮肤上出现像小米粒一样的红疙瘩。

防治痱子的主要方法就是常洗澡，保持皮肤清洁卫生。洗完后擦干，擦些痱子水或花露水，不要扑痱子粉，因为痱子粉只能暂时使皮肤干燥、爽滑，一出汗会更阻塞汗毛孔。

让宝宝多在凉爽的地方玩或睡，穿凉爽透气的棉质衣服，睡时要常常为他擦汗。同时，家长要及时让宝宝补充水分，多喝凉开水和菜汤，以帮助降温，但不宜多喝冷饮，不宜直吹电扇。

2. 长口疮

口腔溃疡是一种口腔黏膜病毒感染性疾病，6 个月～2 岁的宝宝很容易受到感染。多见于口腔黏膜及舌的边缘，常是白色溃疡，周围有红晕。特别是遇酸、咸、辣的食物时，疼痛特别厉害，宝宝会因疼痛而出现烦躁不安、哭闹、拒食、流口水等症状。

口疮没有药物可以迅速治愈，只能采取措施减轻疼痛，直到一两周后自行消退。尽管长口疮会使宝宝什么也不想喝，但一定要保证他摄入足够的水分，这一点至关重要。如果宝宝已经吃辅食，继续让他吃平常吃的就可以，例如土豆泥、酸奶以及其他软烂、清淡的食物。不过要是宝宝的嘴很疼，不要强迫他吃辅食。家长可以用消毒棉签蘸 2% 苏打水清洗患处，或在医生指导下用药。

3. 预防接种

按照《国家免疫规划疫苗儿童免疫程序及说明（2021 年版）》规定的接种程序与接种方法，进行 A 群流脑多糖疫苗第二剂的接种。

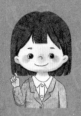

三、第9个月婴儿的学习与教育指南

（一）动作学习与教育

1. 小汽车，快快跑

●**目的**：练习爬的动作，发展宝宝身体动作的灵活性和协调性。

对会动的东西，宝宝总是很有兴趣。家长可将一个大一些的算盘倒置，当作小汽车在地上滚动，发出声音，引起宝宝的注意。然后手把手地教宝宝滚动"小汽车"，待宝宝学会后，鼓励宝宝边滚动"小汽车"边向前爬。

2. 扔皮球，捡皮球

●**目的**：锻炼宝宝手臂的肌肉，发展动作的协调性，激发宝宝愉快的情绪。

在家中平坦空闲的地面上，给宝宝一个红色的橡胶皮球，让他随便扔。家长将皮球捡起，扔向宝宝的左边或其他方位，让宝宝爬过去，捡起，再扔。反复进行几次，直到宝宝产生兴趣。

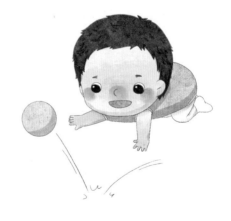

3. 小青蛙，蹦蹦跳

● **目的：** 锻炼宝宝腿部肌肉和膝关节的屈伸，为宝宝以后的行走做准备。

让宝宝站立，背对席地而坐的家长，家长从背后托住宝宝的腋下，伴随着儿歌让宝宝蹦跳。当唱到"扑通一声"时，要托着宝宝的腋下把他举起来，让宝宝的腿部自然地做两次弹跳动作。也可以站在宝宝背后，托起宝宝直接一次一次往前跳。

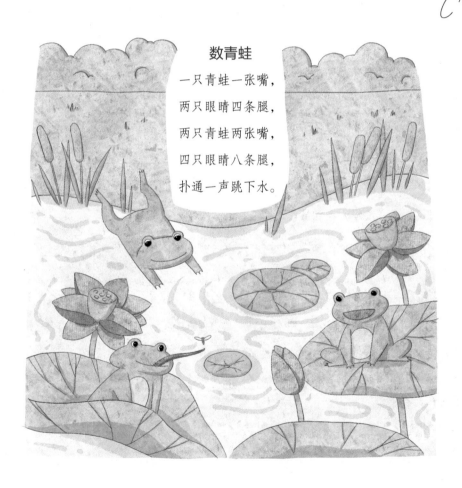

数青蛙

一只青蛙一张嘴，
两只眼睛四条腿，
两只青蛙两张嘴，
四只眼睛八条腿，
扑通一声跳下水。

4. 小和尚，敲木鱼

- **目的**：培养宝宝手的灵活性，初步认识节奏，发展听觉分辨力。

用一只带塑料盖的空奶粉罐作为假装的"木鱼"，给宝宝一只木勺或小木棍，让他在盒盖上敲打。游戏开始时，对宝宝说："来，小和尚，敲木鱼。"然后把着孩子的手，以"一二、一二"的节奏敲击奶粉罐的塑料盖，边敲边说"一二、一二"，等孩子熟悉后，放手让孩子自己敲。

之后，可以过渡到"一二三"的节奏。宝宝敲击时，家长在旁边唱："咚咚咚，咚咚咚，小和尚，敲木鱼。"用儿歌的节奏代替数字的"一二三"。

给宝宝两只木勺或两块漂亮的方形积木，鼓励孩子两手对敲，或用一只手中的物品击打另一只手中的物品。

（二）语言学习与教育

1. 学叫爸爸妈妈

- **目的**：初步理解语言，并模仿发音。

晚饭后抱宝宝出去散步，可以借机教宝宝学叫"妈妈""爸爸"。妈妈可以拿宝宝喜欢的玩具逗他，爸爸便教宝宝："快叫妈妈。"或爸爸假装走到门外，妈妈教宝宝："快叫爸爸，叫爸爸。"创造情境让宝宝模仿发音，注意家长的发音一定要清晰而缓慢。

2. 欢迎小朋友

- **目的**：能够执行简单的指令，使语言和动作相配合。

邻居家的小朋友来玩时，家长拍着手说"欢迎、欢迎"，并要孩子也跟着做，可以重复几次。在小客人走时，家长带孩子挥手并说"再见"。日常生活中有机会就可以练习。

（三）认知学习与教育

1. 认识房间

● **目的**：帮助宝宝理解语言，逐渐扩大认识范围。

抱着宝宝依次参观家里的房间，熟悉一下家庭环境。 走进卧室，告诉他："这是睡觉的房间，有妈妈的床，还有宝宝的小床。"到了厨房，对孩子说："这是吃饭的地方，看，这是宝宝的小碗和小勺。"宝宝会睁着好奇的眼睛，接受这些信息。

2. 认识家人

● **目的**：熟悉家庭成员，提高认知能力。

将爸爸、妈妈以及宝宝的照片摆在宝宝面前，让宝宝看一看，仔细分辨，然后问宝宝："妈妈是哪个？"要孩子看后指出，然后依次询问爸爸和宝宝的照片。

之后随着孩子年龄的增长，还可以逐渐扩大照片的范围，如宝宝熟悉的其他家庭抚养人，甚至可以认一些画报上的儿童图片。

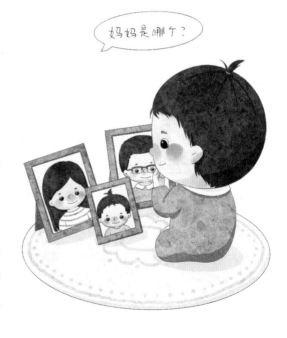

妈妈是哪个？

3. 认识五官

● **目的：** 感知并认识眼睛、鼻子、嘴巴、耳朵、眉毛。

家长将有洞的卡纸放在脸上，露出眼睛、鼻子、嘴巴、耳朵、眉毛，让宝宝来摸摸家长的五官，宝宝摸到哪里，家长就要告诉宝宝相应的五官名称。要以饱满的情绪与宝宝一起游戏，逗引宝宝指认五官，用小手进行抓握。

4. 随音乐起舞

● **目的：** 能伴随着音乐舞动身体，感知音乐节奏。

播放音乐，引起宝宝的兴趣。爸爸怀抱宝宝，身体随音乐舞动，妈妈则跟随宝宝和爸爸，一边打拍子，一边用语言鼓励宝宝。一曲奏罢，爸爸妈妈可以和宝宝面对面地坐在地毯上，抓着宝宝的手臂打拍子。还可以拿出绸带，和宝宝一起随着音乐舞动绸带。

（四）情绪和社会交往的学习与教育

1. 加强同伴交往

● **目的：** 克服怕生，适应变化中的环境。

家长应经常带孩子外出，到邻居家或小区公园，多接近同龄伙伴。在接触中，让孩子先握一握小朋友的手，主动把玩具给小朋友玩，鼓励他和小朋友一起玩，并且给宝宝提供他喜欢的玩具，让宝宝逐渐放松。在此期间，家长要陪伴在宝宝身边，让宝宝有安全感。时间长了，随着接触面的扩大，孩子怕生的现象和适应环境的能力会迅速得到改善。

2. 模仿大人动作

● **目的：** 引导宝宝观察并模仿大人的行动。

和宝宝面对面坐着，一边念儿歌，一边做拍手、摇头、扭动身体、挥手等动作。开始时家长可一个动作一个动作地做示范，宝宝在注视大人动作的基础上，便会模仿和掌握这些动作。每当宝宝学会和做对一种动作，都要给予拍手鼓励："我的宝宝真棒。"最后将这些动作串在一起，配上儿歌进行表演。也可以放一些适合宝宝的歌曲，配上动作，让宝宝自由模仿。

（五）生活自理能力培养

1. 大小便坐盆

● **目的：** 训练宝宝养成大小便坐盆的习惯。

当发现宝宝发呆、打颤、扭动两腿、脸憋红了时，要及时让宝宝坐便盆。家长可准备两个小便盆，放在固定的地方，当发现宝宝有便意时，把宝宝放在其中一个便盆上，把宝宝喜欢的布娃娃放在另一个便盆上："看小妹妹尿尿了。"大人要在旁边陪着宝宝，逐渐训练宝宝在固定时间、固定地方坐盆排便。

2. 配合穿衣

给宝宝穿衣服时，告诉他"伸伸手""抬起胳膊""抬脚"等，让他配合。如果宝宝听不懂，就用手去协助并示范。如果宝宝能配合穿衣，就要表扬他，以后他就会更主动地伸臂

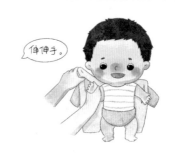

伸伸手。

入袖、伸腿穿裤。

3. 合理安排睡眠

从第 9 个月起，宝宝白天的睡眠改为两次了，每次约两个半小时。

家长应注意，不要让孩子养成拍着、搂着、在小车中晃着才能入睡的习惯，更不要为了图省事，让孩子含着妈妈的乳头或吮着手指入睡，一旦形成这种习惯，后期再想纠正就困难了。

孩子入睡时可以伴以轻柔和缓的摇篮曲、儿歌或言语，乐曲和儿歌不要常变动。

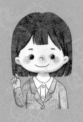

四、给爸爸妈妈的建议

（一）第9个月婴儿的教养建议

怎样选用"强化食品"

将一种或几种营养素加入到食物中，改善食物的营养价值，这就是"强化食品"。随着生活水平的提高，爸爸妈妈们常会给宝宝选用一些强化食品，那么应该怎样选用呢？

（1）有针对性。我国婴儿的营养素喂养中，比较缺乏的几种是钙、铁、锌、维生素 B_1、维生素 B_2、维生素 A、维生素 D 等，应根据年龄、季节、喂养方式等因素，有针对性地选择补充。比如不满 4 个月、母乳不足或无母乳喂养的宝宝，可选择有钙、铁、维生素 A、维生素 D 等营养素的奶粉。夏天接受紫外线多，吸收的维生素 D 也多，就不必额外摄入强化维生素 D 的食品。已经能吃饭的孩子，只要搭配合理、营养均衡，就可以从天然食物中获得所需要的营养素，而不必再用强化食品了。

（2）不要重复使用。有的家长为了给孩子补铁，又给孩子吃强化铁的面包，又喝强化铁的饮料，又精心选购含铁丰富的天然食品，一天之内摄入的铁过多，引起营养素之间的不平衡，也会危害健康。

（3）合理强化。赖氨酸是人体必需的 8 种氨基酸之一，而五谷杂粮中含植物蛋白多，缺少赖氨酸，若强化适量的赖氨酸，可以提高粮食的营养价值。比如赖氨酸饼干、赖氨酸挂面，就属于这种强化食品。但是赖氨酸不可以滥用，如果在牛奶、豆浆或动物食品中也加入赖氨酸粉，就是画蛇添足了。奶、鱼、肉、蛋以及大豆制品为"完全蛋白质"，均含 8 种必需的氨基酸，且比例适当。如果在上述食品中再加入赖氨酸，就破坏了原有的均衡，反而不容易被人体吸收利用了。所以添加赖氨酸要合理。

（4）注意食品的成分。 食品的成分符合婴儿的需要，不能按照大人的标准选择。另外还要注意出厂日期和有效期。

（二）教爸爸妈妈一招

如何为婴儿选鞋

给宝宝选鞋，舒适是最重要的。鞋底要轻，面料要软，鞋帮要高，鞋底要稍宽大。具体应注意下面几点。

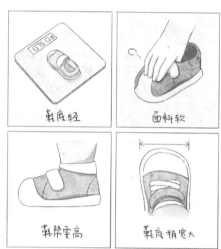

鞋底轻　面料软
鞋帮要高　鞋底稍宽大

● 大小合适。用食指或中指从孩子的脚后面向鞋内插入，如能顺利容纳，说明比较合适。

● 鞋面的质量应以柔软、透气性好为标准。

● 鞋底要有一定的硬度，不宜太软，最好是前 1/3 可弯曲，后 2/3 稍硬、不宜弯折。

● 鞋帮要稍高一些，后部紧贴脚，使脚踝不左右摆动为宜。

● 选择凉鞋要注意防止过敏。少数孩子对橡胶或塑料制品过敏，穿凉鞋会引起过敏性皮炎。

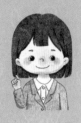

五、宝宝成长档案

下面是 9 月龄宝宝的生长发育指标和心理发展指标，请家长认真读一读，并仔细测量孩子的各项发育指标，观察孩子的行为表现，记录在表格右侧，以帮助你了解孩子的发育是否在正常范围。

第9个月 婴儿的生长发育指标

发育指标	9 月龄平均标准		记录
	男孩	女孩	
身高 / 厘米	73.1	71.5	
体重 / 千克	9.4	8.7	
头围 / 厘米	45.1	44.0	
胸围 / 厘米	44.6	43.6	
前囟	继续缩小		
牙齿	绝大部分婴儿已长齐两颗下颌中切牙，有的开始长出两颗上颌中切牙		

第9个月 婴儿的心理发展指标

分类	项目	指标	记录
动作	扶站	能自己扶栏站起，直立半分钟	__月__日
	扶走	扶双手能横向跨步	__月__日
	精细动作	能用食指按开关	__月__日
认知	听懂名字	能听懂自己的名字，眼睛会看向说自己名字的人	__月__日
	认识五官	能够认识眼睛、鼻子、耳朵、嘴、眉毛	__月__日
	感知音乐	会随着音乐有节奏地摇晃	__月__日
	听名称指物	能够听名称指出两种以上的物品	__月__日
语言	回应	能用简单的语音回答问题	__月__日
	语言—动作反射	会做与"欢迎""再见"等语言对应的三四种动作	__月__日
情感与社会性	情感	知道大人在谈论自己，懂得害羞	__月__日
	社会性	明白大人强调性的语言或表扬性的话语，会模仿大人动作	__月__日
生活自理	坐盆大小便	会坐盆大小便	__月__日
	穿衣	会配合大人穿衣	__月__日

如果孩子的发育情况与上述指标有些出入，也不要着急，因为孩子的发育受多种因素影响，有明显的个体差异。如果孩子出现不会寻找被藏起来的东西、不能用拇指和食指捏取东西、对新奇的声音不感兴趣、不会独坐、不会吞咽菜泥和饼干等固体食物等现象，就需要及时就医，查明原因，采取措施。

宝宝成长日记

● 在这里记下宝宝的成长故事：

贴上
宝宝的照片

Chapter **10**

第 10 个月

- 第 10 个月婴儿的发展特点
- 第 10 个月婴儿的养育指南
- 第 10 个月婴儿的学习与教育指南
- 给爸爸妈妈的建议
- 宝宝成长档案

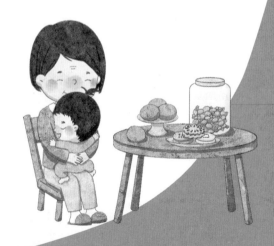

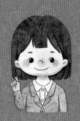

一、第 10 个月婴儿的发展特点

第 10 个月的宝宝生长发育已没有 6 个月以前那么迅速，但仍然持续增长。

（一）生长发育特点

1. 身高和体重

第 10 个月宝宝的身高比上个月平均增长 1.2 ~ 1.4 厘米，男孩的平均身高是 74.3 厘米，女孩的平均身高是 72.8 厘米。

这一时期宝宝的体重比上个月平均增加了 0.3 千克，男孩的平均体重是 9.6 千克，女孩的平均体重是 9.0 千克。

发育指标	男孩	女孩
平均身高 / 厘米	74.3	72.8
平均体重 / 千克	9.6	9.0

2. 头围和胸围

第 9 个月宝宝头围增长约 0.4 厘米，男孩平均头围是 45.5 厘米，女孩的平均头围是 44.4 厘米。

这一时期宝宝胸围增长约 0.35 厘米，男孩平均胸围是 45.3 厘米，女孩的平均胸围是 44.2 厘米。

发育指标	男孩	女孩
平均头围 / 厘米	45.5	44.4
平均胸围 / 厘米	45.3	44.2

3. 牙齿

生后 10 个月时，绝大部分婴儿已长齐两颗下颌中切牙，有的已开始长出两颗上颌中切牙。

（二）心理发展特点

出生后第 10 个月是婴儿心理发育的关键阶段，在行为模式的发展方面将出现一些飞跃性变化。这是积极开发和培养宝宝心理的重要时机。

10 个月到 1 岁是婴儿动作发展十分迅速的时期。把宝宝放在小床内，他能自己拉住栏杆站起，身体完全直立。在大人的帮助下，能扶住栏杆走三步以上，一边走，还能一边移手。小手也逐渐灵活，能用拇指和食指的指端捏住小球，动作熟练，还能从瓶里倒出小球等物。这个阶段家长的主要任务就是训练孩子走路。

10个月大的宝宝仍处于语言的萌芽期，能听懂的话远远多于会说的话。有些孩子会模仿大人发 1 ~ 2 个音，如"爸爸""妈妈""拿""走"等。模仿发音的范围进一步扩大，包括人称、物品名称、人的五官等。父母为宝宝讲故事时，问"谁在吃萝卜"，宝宝会指图回答。家长在照料宝宝的生活和跟宝宝做游戏时，都应伴随着语言的练习，为婴儿更好地理解语言并表达做好积极的准备。

10个月大的宝宝会做简单的手指游戏，用食指表示1岁，并逐渐将"1"的使用范围扩大。如家长问："要几块饼干？"宝宝会举起一根手指表示。这个时期的宝宝会有意识地模仿一些动作，如拿杯喝水、拿勺在水中搅一搅等。能够认识更多的图片及各种物品，懂得人及物的名称，当有人叫宝宝的名字、家里其他人的名字或取某个物品时，宝宝会用眼睛注视所说的人或物。家长要及时表扬孩子，利用一切机会，发展婴儿的认识能力。

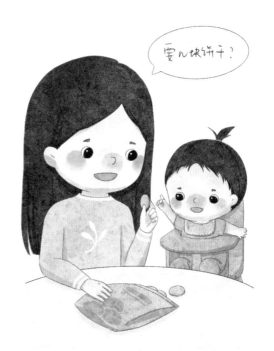

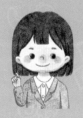

二、第 10 个月婴儿的养育指南

（一）第 10 个月婴儿的育儿要点

- 辅食逐渐成为主食。
- 制订母乳计划，选择时机断奶。
- 在大人的帮助下学迈步。
- 在游戏中练习手及四肢的协调性。
- 注意安全保护。
- 有意识地叫"爸爸""妈妈"。
- 看图认人、认物，认识自己的五官，并能模仿发音。
- 培养良好的生活习惯和生活能力。

（二）营养与喂养

1. 辅食变主食

10 个月大的宝宝正在断奶期，所以宝宝的饮食不能再靠母乳（或乳制品），而主要是辅助食品。此时宝宝的乳牙已经增加到 4 颗，已有一些咀嚼和消化能力，在喂养上应注意改变食物的形态，以适应宝宝身体发育的需要。

每天的稀粥可以用稠粥或软饭代替，烂面条可过渡到挂面、面包和馒头，肉末也不必太细，碎肉碎菜较为合适。用作辅助食品的食物种类可以大大增加，但要变换花样，使食物色、香、味俱全，这样宝宝才会有食欲。宝宝每顿吃多少，取决于他的胃口，别硬塞硬喂。一个健康的宝宝，只要饮食有规律、玩得痛快，就别怕他饿着。

10个月以后的宝宝生长发育减慢，食欲也有所下降，有时会吃得少一点儿，但只要一日的摄入总量不明显减少即可，不必担心宝宝"瘦了"。

2. 正确的断奶方法

正确的断奶方法是从宝宝出生后第6个月起，按照营养丰富、易于消化、由少到多、缓慢渐进的原则，添加适宜的辅助食品，即先以添加代乳品开始，然后再提供不同口味的碎、烂食物，混合蔬菜和面粉类。等宝宝逐渐习惯于吮食流体食物后，再增加易于消化的半固体和固体食物，使宝宝的消化机能完全适应，然后彻底断奶。

在断奶过程中，千万不可以采取母子突然隔开或在乳头上涂酱油、苦瓜汁等强制性的办法，那样会对宝宝的心理和精神造成劣性刺激，从而引起食欲锐减、消化吸收机能紊乱和营养平衡失调。此外还需注意，在宝宝断奶期间，不仅要为孩子提供富有营养、含水量多的流体食物，还要增加饮水量，以协调宝宝机体的新陈代谢，强化宝宝的体质，抵消因断奶的不适应而产生的种种不良影响。

3. 断奶后的喂养

（1）**慎重选择食物**。食物的营养应全面且充分，除瘦肉、蛋、鱼、豆浆外，还要有蔬菜和水果，以便满足宝宝营养的需要。根据孩子的消化能力，保证每天饮用一定量的牛奶。食品要及时变换花样，巧妙搭配，色、香、味俱全，以便引起食欲。

（2）**合理安排饮食**。刚断母乳的宝宝每天要吃5餐，早、中、晚三餐时间可以和大人统一起来，两餐之间应加一些牛奶 、点心和水果。

（3）添加辅助食品要循序渐进。要注意由稀到干、由细到粗、由软到硬、由淡到浓、由少到多，逐步过渡。

（4）注意饮食卫生。食物应清洁、新鲜、卫生、冷热适宜。而且宝宝的餐具要专用，每次用后洗净，用开水消毒。制作辅助食品的过程中，要保持食物不受污染。如果饭太热，可等晾凉再喂，不要用嘴边吹边喂，也不要尝后再给宝宝吃，更不可以用嘴喂或嚼烂再喂，这些做法都会将成人口腔内的病菌传给孩子，导致生病。

还有一点要注意，家长喂宝宝辅助食品时，要耐心、亲切，使孩子产生对食物的兴趣。

4. 宝宝恋母乳怎么办

宝宝只吃母乳不吃饭，整天哭闹不休，搞得家长不知所措、心烦意乱，怎么办？

首先，应逐渐减少宝宝吃奶的次数。在宝宝有饥饿表现时，给他吃些粥、烂面条等辅助食品。有的宝宝开始时不适应，家长可以先用一些代乳品，再逐步过渡到辅助食品。要每天坚持，时间一长，宝宝会逐渐喜欢吃些食物。

其次，不能让宝宝吸吮着母乳睡觉。宝宝在半岁以后，开始懂得妈妈是自己最亲近的人，妈妈温暖舒适的怀抱和甜甜的乳汁使宝宝感到安全。当宝宝情绪不安、哭闹时，妈妈的乳汁是最好的安慰剂。久而久之，宝宝不仅饿了的时候想吃奶，在情绪急躁的时候也会寻求母乳，从而加剧了对母乳的依赖。纠正办法是不能养成含着乳头入睡的坏习惯，训练宝宝自己躺在床上睡觉；宝宝入睡时，妈妈可以守候在他的床边，让宝宝不担心与妈妈分离，从而淡化对母乳的依恋。

（三）卫生与保健

1. 安抚奶嘴及早戒

安抚奶嘴可以说是妈妈们首选的断奶"助手"，它在宝宝断奶期间确实使妈妈感到很轻松，但是对于婴儿来说，只能起到短时间的安抚作用，长时间使用会对宝宝的牙齿、牙龈以及嘴型有一定的影响。而且一旦长时间使用，孩子形成依赖性，后期很难戒掉。

宝宝断奶成效显著时，就应考虑不再使用安抚奶嘴。吸吮手指、吐舌、咬上下嘴唇的习惯以及安抚奶嘴的使用，最好不要超过 10 个月。当然，改掉这些坏习惯，戒掉安抚奶嘴不是一蹴而就的，妈妈们要有耐心，循序渐进地进行。宝宝不哭闹时，尽量不让宝宝看到安抚奶嘴；宝宝哭闹时，也不要为了省事，直接给宝宝奶嘴，而要尝试转移宝宝的注意力，用亲子游戏等方式安抚宝宝。

2. 体重增长缓慢是病吗

宝宝断奶前后会出现体重增长缓慢的现象，原因大多是喂养不当。家长不要着急，只要合理喂养，这种现象很快就会消失。

首先，在三餐之间添加牛奶。因为宝宝的辅食以淀粉类食物为主，蛋白质和钙、磷等矿物质含量不足，而且宝宝对蛋白质的消化吸收能力仍较差。此时如果奶量供应不足，会导致体内蛋白质缺乏，直接减弱宝宝的生长发育。

其次，营养要搭配均衡。要注意添加肉、蛋黄、肝泥、豆腐等含有丰富蛋白质的食物，这是宝宝身体发育所必需的营养素；米粥、面片、龙须面、小饺子、面包等主食都是补充热量的来源；补充维生素和矿物质依靠蔬菜和水果的供给；粗纤维可以促进胃肠道蠕动，加速食物的消化。

最后，宝宝生活要规律。进餐和睡眠时间固定，户外活动充足，宝宝就会睡眠踏实、食欲旺盛，体重自然会增加。

3. 婴儿不宜睡软床

宝宝躺在软绵绵的床上会有非常舒服的感觉，但是软床并不适合婴儿，木板床才是最好的。因为人体的脊柱有三个生理弯曲，即颈曲、胸曲和腰曲，婴儿身体各器官迅速发育的同时，这些弯曲也在逐渐形成。婴儿脊柱的骨质较软，周围的肌肉和韧带也很柔软，由于臀部重量较大，平卧时可能会造成胸曲、腰曲减少，侧卧则可能导致脊柱侧弯。无论是平卧或侧卧，宝宝的脊柱都处于不正常的弯曲状态。而木板床能均匀地承托婴儿的身体，使婴儿在睡眠时保持骨骼的正确形状。

另外，有弹性的床会使翻身困难，导致身体某一部位的压迫，妨碍身体的正常发育。所以，为了宝宝的健康，最好让婴儿睡木板床。

4. 安全存放物品

"因好奇而勇敢，因无知而危险"是宝宝探索的特点。为了宝宝安全、自由地探索，家长应做到：

家里的药品放在宝宝打不开的瓶子里或锁在柜子里，并放在远离食物的地方。

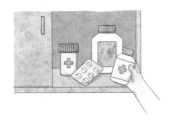

电源插头及插座安装在宝宝摸不着的地方，所有宝宝够得着的插座都要加装专用的塑料罩。桌子和柜子棱角要贴上海绵或橡胶皮。

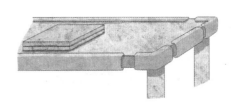

针、别针、火柴、打火机、锋利的刀剪等要锁在抽屉里。

不要在矮桌上放置热物或重物。不要让宝宝接触到易碎的物品。不要随便乱扔喷雾罐，如杀虫剂、空气清新剂等。

居室地面保持光滑平整，不要有凹凸不平的花纹或接缝，因为嵌入缝隙中的小东西可能会伤害到孩子。

把玩具放在宝宝够得着的地方，以免宝宝爬高发生危险。玩具摆放整齐，不要乱扔，以免绊倒宝宝。

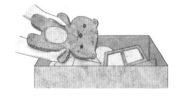

（四）预防疾病

1. 婴儿疾病的早期发现

宝宝生病时无法用语言表达，家长只有细心观察才能发现。可以注意以下几个方面。

● 食欲不振，不愿吃东西，不好好吃奶，有时伴有呕吐，严重者连进食、进水都困难。

● 大便次数增加，粪便中带有不消化的食物，并有酸味、泡沫或脓血。

- 体温稍高，一般在 37.5 ~ 38.5 摄氏度，手心发热；有时会 24 小时高烧不退，并有感冒、呕吐或腹泻等症状。

- 睡眠不安，易惊醒，烦躁、爱哭，严重者入睡后不易被叫醒。

- 鼻塞、流涕，严重者有气喘，嘴的周围发青。

- 啼哭。没病时的啼哭多是因为饥饿、寒冷、尿湿等，只要这些问题解决了，宝宝就会停止啼哭；而生病时的宝宝无论怎么哄都不管用。

- 抽风，颈部僵硬。

- 皮肤上出现暗红色或者紫红色的斑点状疹子。

宝宝病情变化极快，一旦发现异常，不管病情轻重，都应及早请医生诊治。

2. 幼儿急疹

幼儿急疹是由病毒引起的急性发疹性传染病，多见于 6 个月至 2 岁的孩子，尤其是 1 岁以下的宝宝；冬春季最常见。该病传染性不大，传染后可获得永久性免疫。

婴幼儿被病毒感染后，大多数发病很急，会突然高烧达 39 摄氏度以上，但精神状态良好；多伴有轻微的咽炎等上呼吸道感染症状，或恶心、呕吐等消化道感染的症状；高烧持续 3 ~ 5 天，多数在 3 天后体温会自然下降，其他症状也会随体温下降而好转。开始退烧或体温下降后出现皮疹，最先见于颈部和躯干部位，很快会波及全身，腰部和臀部较多，面部和膝盖以下较少。经过 1 ~ 2 天就可以完全消退，退疹后不留色素沉着，不脱屑，不留疤痕。

幼儿急疹一般很少有并发症，高烧时可服退烧药，以防发生惊厥、呕吐。孩子发病时，家长应注意加强护理，高热时让孩子卧床休息，酌情用冷或热的毛巾敷头部，多给孩子喝温开水，吃流质或半流质食物。

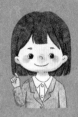

三、第10个月婴儿的学习与教育指南

（一）动作学习与教育

1. 扶物站立

● **目的：** 训练宝宝腿部力量，练习双脚站立。

把宝宝放在小床内，手放在床栏上，大人扶孩子站稳后，收回手，边叫宝宝的名字边说："宝宝，看这里，照张相"也可以用椅子代替床栏。反复训练，逐渐在不依赖其他物体的情况下学会站立。

2. 站起坐下

● **目的：** 使宝宝双腿能够灵活地下蹲，能进行多种体位的活动。

将宝宝放入小床内，先让孩子练习自己拉着栏杆站起，然后将一件玩具放在床上，逗引并鼓励宝宝主动蹲下去捡玩具，然后再拉着栏杆站起，片刻后再将另一件玩具放在床上，如此反复锻炼。

3. 放进去和拿出来

● **目的：** 培养宝宝手部的准确性，促进手、眼、脑协调能力。

将孩子的玩具一件一件地放进"百宝箱"里，边放边说"放进去"，然后再一件一件地拿出来，让宝宝模仿。这时还可以让宝宝从一大堆玩具中挑选一个（如让他将小彩球拿出来），家长也可以说出玩具的名称，让宝宝放进拿出，连续练习几次。这样不仅可以促进手、眼、脑的协调发展，还可以增强认知能力。

4. 打开盖上

● **目的**：培养宝宝手的灵活性，促进空间知觉的发展。

将一个带盖的塑料瓶放在孩子面前，先让宝宝自己玩一会儿，然后大人示范只用拇指和食指打开瓶盖再盖上的动作，然后让宝宝练习。如此反复练习数次，做对了应给予表扬。在此基础上，还可练习把塑料套杯一个接一个套起来。

（二）语言学习与教育

1. 模仿发音

● **目的**：练习发音，理解词的意义。

指着家庭成员问宝宝："这是谁呀？"如果孩子能正确回答，就及时表扬他："对了，这是爸爸。""爸爸"要重复说一次，纠正宝宝的发音。或者指着家里的物品问孩子："这是什么？"如果宝宝回答不上来，家长可以自问自答："这是灯。"指着物品并反复说出名称，让宝宝跟着说，以便理解词的意义。

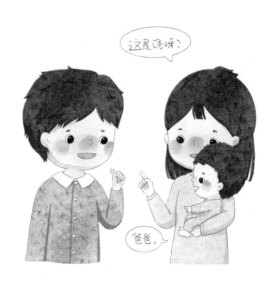

2. 学动物叫

● **目的**：练习发音，让宝宝体会语言的乐趣。

成人夸张地示范小动物的叫声，如："小狗叫——汪汪汪，小羊叫——咩咩咩，小猫叫——喵喵喵，青蛙叫——呱呱呱。"鼓励宝宝模仿发声。

3. 敲小鼓

● **目的**：训练宝宝的听力，增强对声音的感知和辨识能力。

准备两根小棒和两只小鼓。妈妈先取一组，播放简单的儿歌，跟随节奏敲鼓，让爸爸抱着宝宝，随音乐进行律动。随后，在宝宝面前也摆放一面鼓，再给他鼓槌，让宝宝随音乐和妈妈一起敲击。

（三）认知学习与教育

1. 宝宝几岁了

● **目的**：建立宝宝最原始的数字概念。

当家长问孩子"你几岁了"时，要教他竖起食指表示自己1岁，练习几次以后，当再问孩子几岁时，他便会竖起食指表示"1"。之后还可以变换对象，强化"1"的概念，如一个苹果、一块饼干、一个玩具……当问他"这是几个苹果"时，他就会用食指表示"1"。

2. 玩具躲猫猫

● **目的**：发展视觉追踪能力和观察力，获得客体永恒性。

拿出玩具，用布或衣服将玩具包起来，询问宝宝："玩具呢？"鼓励宝宝打开遮蔽物，拿出玩具。变换遮蔽物和被遮蔽的玩具进行练习，维持宝的兴趣。

（四）情绪和社会交往的学习与教育

1. 摇啊摇，摇到外婆桥

● **目的**：培养宝宝勇敢精神和愉快情绪。

准备一把靠背椅，让宝宝面对椅背坐好，两腿从椅背下面的空当伸出，双手抓住椅背两边。家长扶住椅背，以椅背的两条后腿为支点，前后摇动椅子，边摇边唱儿歌《摇到外婆桥》。

摇到外婆桥

摇啊摇，摇啊摇，摇到外婆桥，外婆叫我好宝宝，

糖一包，果一包，又有团子又有糕。

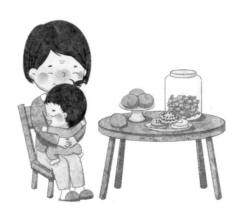

2."欢迎"和"再见"

- **目的**：使宝宝理解语言，并能将动作和词语联系起来，培养礼貌行为。

当爸爸或妈妈离家上班时，照护者要扶着宝宝的手做招手的动作，并说"再见"，这样不断重复，宝宝就会把"再见"和招手的动作联系起来。当有亲朋好友或其他孩子来家里时，家长拍手表示高兴，并说"欢迎"，扶着宝宝的双手模仿拍手的动作，不断地练习，这样以后宝宝听到"欢迎"，就会做出拍手的动作。

3.全家一起吹泡泡

- **目的**：让宝宝感知水，刺激发音，培养快乐情绪。

买一瓶儿童吹泡泡水，在宝宝洗澡时给他吹泡泡。当看到一串彩色的泡泡时，宝宝会非常高兴，会试图去抓它、拍它。看到泡泡在空中飘浮、消失时，宝宝会高兴得咯咯直笑。当泡泡爆破时，家长用强调的语气说："泡泡，破了。"不断重复，刺激宝宝发音。

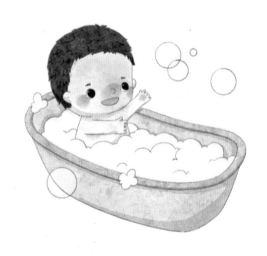

（五）生活自理能力培养

1.捧杯喝水

- **目的**：训练宝宝双手的灵活性，树立初步的自我服务意识。

给宝宝提供一只大小适中、颜色鲜艳的杯子，装半杯温水，让宝宝自己捧杯喝水。开始时，大人一只手拿一个杯子，也装上水，和宝宝的杯子碰一下说："干杯。"另一只手帮宝宝托住他的杯子底部，然后逐渐放手，鼓励宝宝自己喝水。

2. 自己拿，自己吃

● **目的**：锻炼宝宝拇指和食指对捏的能力，培养基本的生活自理能力。

● **方法**：把宝宝的小手洗干净，将苹果、梨等水果切成薄片，让宝宝用食指和拇指对捏拿稳后食用。还可将条形饼干、小馒头等婴儿食品提供给宝宝，让他用拇指和食指捏住，自己食用。

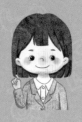

四、给爸爸妈妈的建议

（一）第10个月婴儿的教养建议

怎样保护乳牙

宝宝一般在 6 ~ 10 个月大时，就萌出了第一对乳牙，从此慢慢学会了咀嚼食物。宝宝有了牙齿，进食后，就会有食物残留在牙齿的窝、沟、缝里，与这些地方的细菌起作用，变成一种酸性物质而侵蚀牙齿，使牙齿变色、变软、缺损，形成龋齿，俗称虫牙。龋齿形成后向深部发展，就会使神经暴露出来，遇到冷、热、酸、甜的食物，就会感到不适。

乳牙有了龋洞会导致脱落过早或过晚，使恒牙位置排列不齐或长不出来，影响牙齿的美观。孩子怕牙疼，不能很好地咀嚼食物，就会影响消化和吸收，势必会妨碍孩子的生长发育。有的孩子一侧怕疼，就多用另一侧咀嚼食物，时间长了，脸颊会一侧大、一侧小，影响孩子的容貌。

要使乳牙长得好、保持健康，母亲怀孕时就要注意营养，多吃含钙较多的食物。孩子出牙后，临睡前不能再吃饼干等含糖的食物，而是要给孩子喝点儿白开水。

（二）教爸爸妈妈一招

一日生活巧安排

心理学的研究表明，引起婴儿不愉快甚至发怒的原因，主要是一些生活环节的安排不妥，比如渴了、饿了、被吵醒了、陪睡惯了不愿意自己睡觉等等。家长如果能巧妙地安排宝宝的一日生活，让宝宝吃得舒心、睡得踏实、玩得开心，宝宝愉快，大人也轻松。

早上 6：00	奶 250 毫升
早上 8：00 （早餐）	鸡蛋羹 1 碗，面包 2 片，果酱 1 勺
早上 10：00 （上午点心）	果汁或菜汤，饼干 2 块，鱼肝油 5 滴
中午 12：00 （午餐）	软饭或稠粥 1 小碗，什锦肉末 2 勺
下午 2：00 （下午点心）	应季水果 50～80 克，牛奶 100 毫升
下午 5：30 （晚餐）	排骨汤面条 1 碗，鱼末 2 勺，碎菜 2 勺
晚上 10：00	奶 250 毫升
睡眠	晚上睡 10 个小时；白天睡两觉，上下午各一次，每次约 2 小时
玩耍	只要天气好，保持每天至少 2 个小时的户外活动

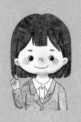

五、宝宝成长档案

下面是 10 月龄宝宝的生长发育指标和心理发展指标，请家长认真读一读，并仔细测量孩子的各项发育指标，观察孩子的行为表现，记录在表格右侧，以帮助你了解孩子的发育是否在正常范围。

如果孩子的发育情况与下列指标有些出入，也不要着急，因为孩子的发育受多种因素影响，有明显的个体差异。

第10个月 婴儿的生长发育指标

发育指标	10 月龄平均标准		记录
	男孩	女孩	
身高 / 厘米	74.3	72.8	
体重 / 千克	9.6	9.0	
头围 / 厘米	45.5	44.4	
胸围 / 厘米	45.3	44.2	
前囟	继续缩小		
牙齿	大多数婴儿已长齐两颗下颌中切牙，有的开始长出两颗上颌中切牙		

第10个月 婴儿的心理发展指标

分类	项目	指标	记录
大动作	独坐	能从卧位转换到坐位，能独自坐稳，左右转换自如	__月__日
	爬行	手、膝爬行灵活	__月__日
	独站	扶宝宝站立后松开手，可独站两秒以上	__月__日
	走路	扶推车或床沿，可以迈三步以上	__月__日
精细动作	熟练对捏	能熟练用拇指和食指捏起细小物品	__月__日
	打开杯盖	大人示范打开杯盖的过程，宝宝能模仿着做	__月__日
言语	语言理解	能听懂成人的部分语言	__月__日
	语言表达	开始用声音表达要求，有意识地喊"爸爸""妈妈"	__月__日
认知	指认物体	听到物品名称能去拿或用手指	__月__日
行为	懂命令	指示宝宝做几件事，如"把某物拿来""坐下"等，宝宝能做出相应动作	__月__日
自理	配合穿衣	能配合穿衣，穿上衣会伸胳膊，穿裤子会伸腿	__月__日

宝宝成长日记

● 在这里记下宝宝的成长故事：

贴上
宝宝的照片

Chapter 11

第 11 个月

- 第 11 个月婴儿的发展特点
- 第 11 个月婴儿的养育指南
- 第 11 个月婴儿的学习与教育指南
- 给爸爸妈妈的建议
- 宝宝成长档案

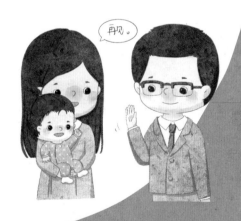

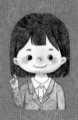

一、第11个月婴儿的发展特点

（一）生长发育特点

1. 身高和体重

第11个月宝宝的身高比上个月平均增长1.1 ~ 1.3厘米，男孩的平均身高是75.5厘米，女孩的平均身高是74.0厘米。

这一时期宝宝的体重比上个月平均增加了0.2千克，男孩的平均体重是9.8千克；女孩的平均体重是9.2千克。

发育指标	男孩	女孩
平均身高 / 厘米	75.5	74.0
平均体重 / 千克	9.8	9.2

2. 头围和胸围

第11个月宝宝头围增长约0.35厘米，男孩平均头围是45.8厘米，女孩的平均头围是44.8厘米。

这一时期宝宝胸围增长约0.1厘米，男孩平均胸围是45.4厘米，女孩的平均胸围是44.3厘米。

发育指标	男孩	女孩
平均头围 / 厘米	45.8	44.8
平均胸围 / 厘米	45.4	44.3

3. 牙齿

生后第 11 个月时，绝大部分婴儿已长齐两颗下颌中切牙和两颗上颌中切牙，共 4 颗。个别开始长出 1 ~ 2 颗下颌侧切牙。

（二）心理发展特点

11 个月大的宝宝运动能力比上个月又增强了许多。坐着时能自由地向左右转动身体，有的已能自如地扶着东西站立，有的能扶着东西走，有的甚至什么也不扶就能独自站立，大人牵一只手就能走，推着小车也能向前走。

手的动作也更加自如了。能把硬皮书打开或合上，能打开包积木的纸，能用手捏起扣子、花生米等小的东西，并会试探着往瓶子里装，能从杯子里拿出东西然后再放回去，双手摆弄玩具很灵活，会模仿成人擦鼻涕、用梳子往自己头上梳等动作，会打开瓶盖、剥开糖纸、不熟练地用杯子喝水。

能根据名称指出相应的物品，喜欢玩藏东西的游戏，对新的玩具有好奇心，不停摆弄，喜欢扔东西。

会讲话对宝宝的一生来说是多么重要而又了不起的事啊，能和周围的世界交流是多令人兴奋啊！ 11 个月大的宝宝喜欢叽里咕噜地说话，听上去像在交谈。会有意识地发出单字的音，有意识地叫爸爸妈妈，会模仿某些声音和动作。喜欢模仿动物的叫声，如小狗"汪汪"、小猫"喵喵"。能把语言和表情结合在一起，对不想要的东西，会一边摇头一边说"不"。

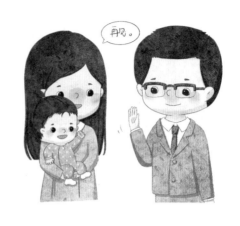

情绪变化也丰富了许多，不愿让母亲抱别的孩子，有初步的自我意识。懂得"不"的概念，懂得"再见""欢迎"的意思，并能用动作表示。懂得大人的表扬和批评，能理解父母的话。

这时需要用玩具和游戏来帮助宝宝的发展，增加全身和四肢的活动。父母应该多和小宝宝一起游戏玩耍。

本月的培养重点：一是培养独站和行走的能力；二是培养说话的能力；三是进一步促进认识能力的提高。

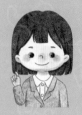

二、第11个月婴儿的养育指南

（一）第11个月婴儿的育儿要点

- 多进行手足爬行、扶站、独立站立等大动作练习。
- 增加捏拿小物品、用杯喝水、用勺吃饭、用棍子够取玩具等精细动作练习。
- 表扬、鼓励并理解宝宝的牙牙学语，引导其用表情、动作、语音或简单的词等交流。
- 提供积木等玩具，示范堆高积木，引导宝宝模仿学习。
- 学认常见物品、身体部位等。
- 随音乐、韵律扭动身体。
- 学数数，给宝宝绘声绘色地念儿歌、童话、诗歌。
- 注意口腔保健，逐步帮助宝宝养成相对规律的排便习惯。
- 养成安静坐着吃饭、定时睡眠的好习惯。
- 学"押韵"，学翻书，讲画书，找图片。

（二）营养与喂养

1. 宝宝主食要多样

10～11个月大的宝宝，已经完全适应以一日三餐为主、早晚的配方奶为辅的饮食模式。宝宝以三餐为主之后，家长一定要保证宝宝饮食的质量。宝宝出生后以乳类为主食，经过一年时间，终于完全过渡到以谷类为主食。米粥、面条等主食是宝宝补充热量的主要来源，肉泥、菜泥、蛋黄、肝泥、豆腐等含有丰富的无机盐和纤维素，能够促进新陈代谢，有助于消化。家长需要注意增加食物的种类和数量。

宝宝的主食有米粥、软饭、面片、龙须面、馄饨、豆包、小饺子、馒头、面包、糖三角等。要经常变换主食，做法也要更接近幼儿食品，要软、细，以易于吸收。

2. 注意补充钙和磷

11个月大的宝宝正处在长牙的高峰时期，而钙和磷可促进人体的骨骼和牙齿的生长发育，家长要注意在饮食上多提供一些钙和磷含量较高的食物，以保证宝宝身体所需。一般情况下，宝宝每天大约需要的钙和磷分别为600毫克和400毫克。比较适宜宝宝生长发育的钙与磷摄入比例为1.5：1。如果钙和磷摄入过高或是过低，对宝宝的成长都会产生不利影响。所以，家长在给宝宝添加辅食时，应多选用含有大量钙与磷的食物，如奶制品、虾皮、绿叶蔬菜、豆制品、蛋类等。

3. 给宝宝添点心

断奶后，孩子的一日三餐尚不能保证生长发育所需的营养，除牛奶外，还应添加一些点心。点心的品种有很多，蛋糕、布丁、甜饼干、咸饼干等都是点心，都可以给这个月龄的宝宝吃，但是不能吃得太多，否则容易导致宝宝不爱吃其他食物。点心一般都较甜，所以要注意宝宝牙齿的清洁，可以给宝宝喝温水，教宝宝漱口，保护好牙齿。

添加点心也要有规律，不能宝宝想吃的时候就给，最好定时，时间通常是上午 10 点和下午 3 点，即餐后 1 ~ 2 小时，在三餐之间加两次点心，以满足孩子的需求。

4. 不宜添加的食品

●刺激性太强的食品，如浓茶、可乐等饮品，会影响神经系统的正常发育；大量饮用汽水、清凉饮料等，容易造成食欲不振；大葱、大蒜、辣椒等，极易损害宝宝娇嫩的口腔和食道。

●含脂肪和糖太多的食品，如巧克力、麦乳精等，易致肥胖。

●不易消化的食品，如章鱼、墨鱼、竹笋等。

●太咸、太腻的食品，如咸菜、肥肉、煎炒或油炸的食品，易引起呕吐、消化不良。

●小粒食品，如花生米、黄豆、核桃仁、瓜子，极易误吸入气管。

●带壳、有渣食品，鱼、虾等需剔刺去皮后方可食用。

●未经卫生部门检查的自制食品，如糖葫芦、棉花糖等。

●易导致胀肚的食物，如洋葱、生萝卜、白薯、豆类等，只宜少量食用。

5. 宝宝腹泻吃什么

宝宝闹肚子，老人通常会说："什么也别给吃，让肚子空一空就好了。"小儿腹泻能禁食吗？答案是否定的。11 个月大的宝宝如果出现了腹泻，奶是可以继续喝的。而且孩子如果有进食的欲望，不应该限制喝奶的量，因为奶能补充能量，也补充水分。辅食方面应该吃一些软烂的容易消化的食物，比如南瓜泥、土豆泥及稀饭等。但是纤维素含量高的蔬菜不应该继续吃，因为吃了之后很容易以食物的原型排出来，反而会加重胃肠道的负担。另外含糖量高的食物也应避免，比如红薯、甜的稀饭等，因为淀粉和糖类进入胃肠道之内，容易产生肠胀气。

6. 营养不良的防治

皮肤松松的没有弹性，头发干干的没有光泽，脸色发黄，饭也不好好吃，抵抗力低，还容易闹病，这是宝宝营养不良的表现。

营养不良大多是由于家长喂养不当，蛋白质摄入不足。另外，如果婴幼儿患有消化道先天畸形、慢性腹泻、败血症等，也会导致营养不良。

如何预防宝宝营养不良？家长可以通过以下方式来进行科学喂养。

要合理喂养，爸爸妈妈要用科学的营养知识，合理安排宝宝的饮食，用色、香、味俱全的饭菜提高宝宝的食欲，杜绝和纠正偏食、挑食，以保证各种营养素的充分摄入。

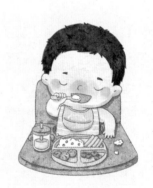

要合理安排生活起居，注意养成良好的睡眠习惯、饮食习惯、排便习惯及清洁卫生习惯。

必须预防各种传染病，医治宝宝的慢性病、先天畸形等。

一旦发现宝宝营养不良，首先要找到致病的原因，对症调整。中医的按摩和捏挤治疗都有很好的效果。

（三）卫生与保健

1. 小心宝宝睡觉的另类声音——磨牙

磨牙会使宝宝的面部过度疲劳，导致吃饭、说话时下颌关节和局部肌肉酸痛，张口时下颌关节还会发出响声，这会使宝宝感到不舒服，影响他的情绪。磨牙时，咀嚼肌会不停地收缩，久而久之，咀嚼肌增粗，下端变大，会导致宝宝的脸型发生变化，影响外观。

宝宝为什么会磨牙？有的宝宝是因为患有蛔虫病，蛔虫扰动使肠壁不断受到刺激，引起咀嚼肌的反射性收缩而出现磨牙，所以应及时为宝宝驱虫。有的宝宝因为睡前过于激动，使得大脑管理咀嚼肌的部分处于兴奋状态，睡着后会不断地做咀嚼动作。有的宝宝是因为营养不良，先天性个别牙齿缺失，或是患了佝偻病等，牙齿发育不良，上下牙接触时咬合面不平，这些也是导致磨牙的原因，这种情况需要口腔科的医生检查治疗。

2. 婴儿"倒睫"怎么办

睫毛对眼球具有保护作用，可以阻挡风沙、灰尘对眼球的侵袭，但如果睫毛内倒，即"倒睫"，会对角膜有危害，还可引起视力下降。

宝宝有了倒睫，年轻的父母不要随便用镊子拔睫毛，因为睫毛拔掉后还会长，有时还会因细菌感染造成毛囊炎或脓肿，拔睫毛时还会有碰伤眼球的危险。正确的方法是将眼膏涂在睫毛上，以避免睫毛擦伤眼睛。随着年龄的增长和面部的发育，婴儿的倒睫会逐渐自愈。

3. 宝宝吞食异物怎么办

11个月左右的宝宝常常脱离父母的怀抱，在屋子里爬来爬去或摇摇晃晃地走动，还会把面前看见的任何东西——纽扣、硬币、别针、玻璃球等小物品塞进嘴里，这些物品极易掉进气管，从而导致气管堵塞甚至窒息。

因此，家长一方面要满足宝宝的好奇心和探索的欲望，一方面还要给宝宝提供安全的环境，避免不幸事件的发生。仔细检查地面上是否掉有小物品，有核食品应先把核取出后再喂食，注意玩具的零部件，如眼睛、小珠子等有无松动可能。当发现宝宝吞食了异物，家长可以用一只手捏住他的腮部，另一只手伸进他的嘴里，把东西掏出来；若发现已将东西吞下去，可刺激他的咽部，促使其呕吐，把吞下去的东西吐出来；假如孩子翻白眼，就赶紧把孩子双脚提起来，脚在上、头朝下，拍他的背部，促其将物品吐出，或者在孩子背后和心口窝的下面，用双手往心口窝方向用力挤压（注意用力应适当，不能过硬、过猛），这样就会让孩子在使劲憋气的同时，把吞下去的东西吐出来。

4. 安全保护

小宝宝一旦能自己扶着东西行走或脱手独自行走，其活动范围就会马上变广，加上好奇心强烈，对任何事物都想试探一下。但是，孩子的脚步还不稳，头重脚轻，很容易发生摔倒、从楼梯上滚下而被磕碰、烫伤等事故。年轻的爸爸妈妈必须给宝宝提供一个安全的成长环境，谨防各种意外事故发生。家长应做好以下工作：

●**预防磕碰：**如果条件允许，最好不使用玻璃制的家具，如茶具、书架、碗橱等。在家具尖锐的边缘上，安装塑料套或用纸带粘好，以免割伤幼儿。电风扇、落地灯、摇椅及自行车等物品容易被推倒或夹、绞婴儿的手指，一定要远离婴儿的活动范围。要注意家具的摆放，尽量给宝宝一个较宽敞的活动空间。

● **谨防烫伤**：让暖水瓶、电饭煲、电热杯、电水壶等远离幼儿的活动空间。日常生活中，要教幼儿不要碰这些东西，用表示疼痛的夸张言行，比如用自己的手指碰一下烫的东西后急忙缩回，装着很疼很烫的样子喊："痛……痛……"给孩子看，让孩子理解这样做的后果。

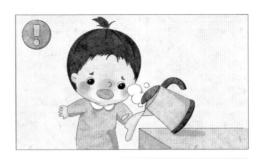

● **防止从高处摔下**：把屋门的门钩挂上，防止宝宝自己出门，避免从楼梯上摔下。

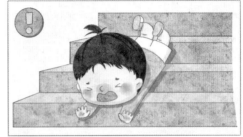

● **防止触电**：警告孩子不要拉拽和插拔电源线。对于空着的插座，应用胶布将其粘住，以防孩子将手指或其他东西插进去而造成危险。

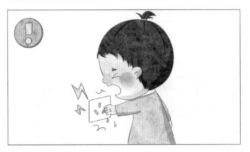

5. 防止宝宝胳膊脱臼

孩子学走路时，家长喜欢牵着孩子的胳膊，以防他不慎摔倒。但如果一拉胳膊，孩子哭喊起来，胳膊也不能动了，首先要想到是胳膊脱臼了。

胳膊脱臼之所以在婴幼儿时期多见，主要原因是孩子的关节囊和韧带比较松弛，当受到外力牵拉，很容易脱出一半，卡在关节内不能自行复位。所以，牵孩子胳膊时一定要细心，防止突然跌倒。

（四）预防疾病

1. 急性上呼吸道感染的鉴别

上呼吸道感染是婴幼儿的常见病、多发病，简称"上感"，主要指鼻、咽部等上呼吸道黏膜的急性炎症，包括鼻咽炎、鼻炎、咽炎、喉炎、扁桃体炎、鼻窦炎等。一年四季均可发病，但多见于早春、晚秋和冬季。

急性上呼吸道感染的主要症状是发烧、流涕、打喷嚏、咳嗽，还可伴有腹疼、腹泻、呕吐等消化道的症状。有一些其他疾病也表现出上述的症状，所以应该仔细鉴别。

2. 急性上呼吸道感染的预防

90%以上的"上感"是由病毒引起的，另一部分是由细菌引起的。预防"上感"的措施有如下几点。

- 加强身体锻炼，增加户外活动，增强机体抗病能力。
- 讲究卫生，合理护理，根据天气变化适当增减衣服；居室要定期通风换气，室温勿过高或过低，并保持一定湿度。
- 在寒冬季节，尽可能不带宝宝去公共场所，以防交叉感染。
- 家中有"上感"病人，应尽量与小儿隔离。
- 应用疫苗预防。
- 室内定期用食醋熏蒸，在疾病流行期可用板蓝根、双花、菊花等煎服或代茶饮。

3. 急性上呼吸道感染的家庭护理

90%的"上感"是由病毒引起的，因此当宝宝患病时，应该以清热解毒、止咳化痰的中药为主进行治疗。如果合并细菌感染，如细菌性肺炎，可以在医生的指导下服用抗生素。

退烧药一般每隔四小时才能喂一次，而且低烧或中度发烧可以不服退烧药，采取物理降温的方法退烧，比如用冷毛巾敷颈部两侧、大腿根部、双腋窝部，或头枕凉水袋等。

休息和营养对身体的恢复非常重要，所以要让患儿多喝水，补充发烧消耗的体液，促进毒素的排出，稀释痰液。饮食以流食为好，富含维生素和矿物质的菜汁和鲜水果汁不要减少。还要让患儿多休息。

患儿休息的环境应该安静、舒适，尤其注意保持室内通风、空气清新。冬季房间内有暖气，不能太热太干燥，一定要定时开窗通风。

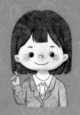

三、第 11 个月婴儿的学习与教育指南

（一）动作学习与教育

1. 有趣的小路

● **目的**：训练宝宝手足爬行。

将毯子、沙发垫、塑料垫等不同材质的小垫子连接起来，铺成一条有趣的"小路"。家长先握着宝宝的手，摸一摸这些材质不同的小垫子，然后把宝宝放在第一个垫子上，家长则在"小路"的尽头，拿一个鲜艳的玩具或者拍手引导宝宝沿着"小路"向自己这边爬过来。

2. 踢球

● **目的**：训练宝宝独站、抬腿，以及眼、足、脑的协调能力，促进腿部骨骼和肌肉的发展。

在距宝宝脚的 3 ~ 5 厘米处放一个球，让他踢。在踢来踢去的过程中，宝宝会十分开心，这既锻炼了大脑的平衡能力，促进了眼、足、脑的协调发展，还帮助宝宝建立了"球形物体能滚动"的形象思维。

3. 站稳

● **目的**：观察宝宝的独站意识，训练独站能力。

家长蹲在宝宝面前，双手扶住宝宝腋下，待其站稳后再松手，使宝宝在没有任何外力支撑的情况下独站几秒。宝宝站立几秒后就会像风中的小树一样摇晃，家长应及时扶住，并鼓励说："宝宝真勇敢！"

宝宝站稳

宝宝站，

宝宝站，

宝宝马上要站稳。

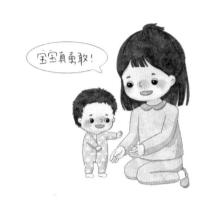

4. 开关抽屉

• **目的**：发展宝宝手及手臂的活动能力，促进记忆力和思维的发展。

家长经常开关抽屉取放东西，宝宝看着也很有兴趣。家长不妨满足宝宝的这种好奇心，找一个较轻的抽屉，拉着宝宝的手和他一起开关，看看里面有什么，并鼓励他自己拉开和关上抽屉或柜门。

• **注意**：家长要守在旁边，防止宝宝夹手。

5. 摞杯子

• **目的**：自由探索，锻炼宝宝手的动作。

准备五个一次性纸杯或塑料杯，将其摞成一摞给宝宝看，给宝宝演示将杯子一个一个地拿下来，再一个一个地摞上去。然后，鼓励宝宝自己将杯子一个一个摞上去再拿下来。一开始他可能会将杯子打翻，没关系，反复几次就能做到了。

6. 搭积木

● **目的**：发展宝宝的触觉，锻炼手眼协调能力。

准备三四块积木，告诉宝宝："我们要搭房子了。"将积木摞在一起，指给宝宝看，然后再将其推倒。这样示范几次后，让宝宝自己尝试将几块积木摞在一起。在开始时适当帮助孩子，并对宝宝的任何努力都及时作出表扬。

搭房子

方积木、圆积木，
我用积木搭房子，
妈妈爸爸看见了，
都说房子真漂亮。

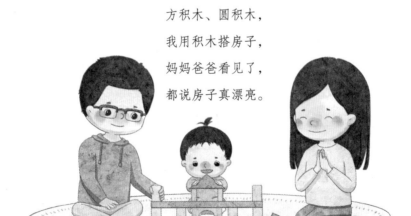

（二）语言学习与教育

1. 翻书

● **目的：**通过翻的动作，促进宝宝的手眼协调能力，同时丰富宝宝的词汇。

将一块大纸板剪成大小约 7 厘米 ×12 厘米的五张小纸板，再挑选五张图案简单、颜色鲜艳的画片，如房子、小鸟、狗、小孩等，分别贴在五张小纸板上。将纸板画面朝上摆成一排，从左侧开始将第一张纸板翻过去，在翻时要说："翻过去了。"再以同样方式依次将其他四张纸板翻转过去。然后，让宝宝模仿翻纸板。

在此基础上，找一本常给宝宝看的画书，在给宝宝讲故事时，每讲完一页就让孩子"翻过去"。

2. 用一个字表示愿望

● **目的：**发展宝宝的言语能力和记忆力。

宝宝经常用一个字表示各种意思和要求，如"走"可以代表"妈妈走啦""要上街""自己走"等意思。要鼓励宝宝说出来，并做好翻译员，还要诱导他联想、比较。比如宝宝说"球"时，可以把不同颜色和大小的球一个一个拿出来，告诉他"这是红球""那是绿球"，或"这是大球""那是小球"。

3. 手指歌

● **目的：**让宝宝体会语言的韵律，增强宝宝学习语言的兴趣。

让宝宝伸出手来，先握成拳，然后将宝宝的手指从大拇指到小拇指依次掰开，配合以儿歌："大拇哥，二拇弟，还有中辁辘，四兄弟，小咪咪，都是一家人。"

说到最后一句时，将张开的手再合上。

4. 说儿歌，做动作

● **目的**：理解动词，激发宝宝学习语言的积极性。

妈妈和宝宝面对面坐着，妈妈念儿歌："小兔子蹦蹦跳，小鸭子摇呀摇，小螃蟹横着爬，小袋鼠妈妈抱。"每念一句就教宝宝做一个动作，如"蹦蹦跳"就将双手举到头旁做兔耳朵样，"摇呀摇"就左右摇晃身体，"横着爬"则张开双臂，"妈妈抱"就让宝宝扑进妈妈怀里。等宝宝学会后，只要妈妈一念这首儿歌，孩子就会做出相应的动作。

5. 衣物的词汇

● **目的**：理解熟悉的词汇，学习认识衣物的名称。

当给宝宝穿衣服的时候，一件一件拿起衣物，先告诉宝宝衣物的名称，再帮他穿上。可以一边穿一边说："现在我们来穿裤子，裤子穿在腿上。""要戴手套了，这是你的手套。""这只手套戴好了，另一只？好的，再把手套戴在你的另一只手上。"

● **注意**：进行该活动时要注意天气和温度，避免宝宝着凉。

（三）认知学习与教育

1. 摸五官

● **目的**：促进宝宝对五官和身体的认识，培养语言理解力、节奏感和身体感知力。

让宝宝面对家长坐好，家长有节奏地说："鼻子，鼻子，在哪里？在这里！"同时指鼻子。然后按照下列儿歌的内容，依次摸眼睛、嘴巴、耳朵等。之后逐渐扩大到摸脚、肚子等身体的不同部位以及别人的五官或洋娃娃的五官。还可以让宝宝配合指令做动作，如叫婴儿"伸出你的手""伸出你的脚"。

五官歌

鼻子，鼻子，在哪里？

在这里！（同时指鼻子）

眼睛，眼睛，在哪里？

在这里！（同时指眼睛）

耳朵，耳朵，在哪里？

在这里！（同时指耳朵）

嘴巴，嘴巴，在哪里？

在这里！（同时指嘴巴）

摇头，摇头，摇摇头，摇摇头！（同时摇摇头）

点头，点头，点点头，点点头！（同时点点头）

2. 找玩具

●**目的：**鼓励宝宝的探索活动，满足他的好奇心，培养自信，促进思维萌芽。

把玩具小鸭子当着宝宝的面放在枕头下、盆子里或用手巾盖住，问宝宝："小鸭子哪里去了？"让他把玩具小鸭子找出来。游戏中，宝宝会因为自己的成功而兴奋不已，一再要求重做。

还可以给宝宝一个"百宝箱"，里面装着各种小玩具。将宝宝最喜欢的一件玩具放入其中，让他找出来。

3. 小动物长什么样

● **目的**：锻炼宝宝的观察能力和语言能力，同时认识小动物的特点。

将宝宝带到动物园或让他看动物画书，说出各种动物的特点，如小白兔的长耳朵、大象的长鼻子等。复习几次后，可以问："兔子有什么？"宝宝会指耳朵作答。每次内容不宜过多，时间 1 ～ 2 分钟为宜，而且必须是宝宝感兴趣的东西，不能强迫指认。

（四）情绪和社会交往的学习与交往

1. 随曲舞动

● **目的**：培养宝宝的音乐感受力，激发快乐的情绪。

经常给宝宝听节奏明快的音乐或给他念押韵的儿歌，让他随声点头、拍手，也可用手扶着他的两只胳膊，左右摇晃，多次重复后，他就能随音乐的节奏做简单的动作。

2. 叮铃铃

● **目的**：帮助宝宝感受儿歌的韵律，激发快乐的情绪。

家长双腿伸直坐，宝宝面对面坐在家长腿上。家长清唱儿歌，并伴随儿歌有节奏地颠动腿部。说到"一会儿远"时，家长双腿伸直，说到"一会儿近"时，家长双腿弯曲。

叮铃铃

叮铃铃，叮铃铃，

一会儿远，一会儿近，

小宝宝，耳朵灵，

听铃声，找到铃。

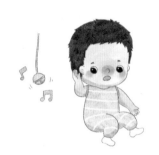

3. 妈妈吃

● **目的**：培养宝宝的分享观念，积累社会交往经验。

当家长买回水果、点心时，可有意识地培养宝宝与人分享食品的习惯。

将香蕉、苹果放在桌子上，当宝宝伸手去拿着吃时，家长伸过头去，张开嘴，对孩子说："给妈妈（爸爸）吃。"如果做对了，应立即表扬他。

● **注意**：

（1）该游戏最好在宝宝吃完饭不久后进行，否则他饿了，就不会轻易把吃的东西递给别人了。

（2）家长不要假吃，要真吃。孩子一旦发现家长假吃，就会产生大人不会吃的印象，以后如果某一次家长真吃了他的东西，他决不罢休，这样反而失去了训练的意义。

（五）培养生活自理能力

学习用勺子

准备两把勺子，家长先用其中一把喂宝宝吃饭，以保证他能吃饱，然后在饭不凉的情况下，让宝宝学着自己用勺吃饭。可以分解成以下几个小步骤：

- 用空碗、空勺，让宝宝拿着勺，模仿大人从碗里舀饭。由着他用勺敲碗、扔勺，别呵斥他。
- 碗里放少许黏稠的食物，让宝宝舀着吃。就算勺拿反了，舀不上饭，也要耐心训练。
- 宝宝能自己舀起饭了，但还送不到嘴里就撒了，或是吃了个大花脸。
- 宝宝能自己舀着吃了。

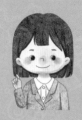

四、给爸爸妈妈的建议

（一）第11个月婴儿的教养建议

1.培养良好的进餐习惯

良好的进餐习惯能保证婴儿一定的进食量，从而获得充足的营养。良好的进餐习惯和进餐行为将使宝宝受益终身。

第一，婴儿一天的进餐次数和进餐时间要有规律，进餐座位也要固定。

第二，要注意培养婴儿对食物的兴趣和好感，引起他旺盛的食欲，这有助于消化腺分泌消化液，使食物得到良好的消化。

第三，培养清洁卫生、专心吃饭的习惯。饭前要洗手、洗脸，围上围布，桌面应干净，安静进餐。吃饭时，大人不要和宝宝逗笑，不要让他哭闹，更不能让宝宝边吃边玩，甚至大人追着喂饭。这些不良的行为习惯不利于消化吸收。

第四，要锻炼婴儿逐步适应使用餐具，为以后独立进餐做准备。如训练他自己握奶瓶喝水、喝奶，自己用手拿饼干吃，训练正确的握匙姿势，用匙盛饭。

第五，避免婴儿挑食和偏食，养成细嚼慢咽的好习惯。饭前不吃零食，不喝水，不吃巧克力等糖果，以免影响食欲和消化能力。

2. 保护宝宝的好奇心

好奇是孩子的天性。婴儿从呱呱坠地起，就具有学习的本领。大的声响可以使宝宝止住啼哭，吸引他聆听片刻；明亮的物体在眼前晃动，能吸引他的视线。也就是说，当某种刺激出现时，会引起宝宝倾听、凝视等生理反应，这在心理学上叫"探究反射"。探究反射是好奇心的原始形态。

所以，从出生伊始，就应该为襁褓中的小宝宝提供各种适宜的感官刺激。除视、听之外，还要解放宝宝的手。手是宝宝探索世界的重要工具，如果双手被襁褓束缚住，或玩具被高高挂起、可望而不可及，宝宝的好奇心就会受到压抑。

婴儿出生后半年左右，会被不平常的、新鲜的、意外的刺激引发"惊奇感"，如盯着地上爬的蚂蚁、目送从他身边走过的人等。只要抱他出屋，宝宝就会停止啼哭，睁大眼睛观察周围的世界。家长不仅要保护这种好奇心，更要利用生活中的一切机会，激发婴儿探索的欲望，鼓励探索行为。

3. 鼓励而不是限制宝宝的活动

身体位移运动能力的发展是婴儿生理逐渐成熟的必然结果。父母应十分注意宝宝何时会坐、会爬和会走，并着意加以训练，这是很有必要的。然而，自1岁左右，宝宝会终日不停地爬上爬下、东游西逛，而且不停地触摸、翻弄碰到的各种物体，给家长带来不少的麻烦和困扰。

宝宝的天性就是好动的，蹦蹦跳跳是他们的快乐之源，是他们发现新世界、满足好奇心的方式。父母不应为了避免小儿"搞破坏"，或为了避免他们在活动中发生诸如跌倒、受伤之类的危险，而限制孩子的活动，比如宁愿把宝宝抱在怀里，或将其放在小床里，而不愿让其跑来跑去。要知道，活动对孩子身体和智能的发展都是必不可少的。活动能增长孩子的体能，促进骨骼、肌肉及各身体器官的发育，也是智能发展的中介因素。活动不但能增进运动动作的灵巧性，发展运动技能，而且能促进知觉能力、思维能力和问题解决能力的发展。活动还能培养孩子活泼的心态，给他们带来欢乐。反之，活动被限制的宝宝，终日坐在小床里，把弄着厌烦了的玩具，不但十分不快乐，智能活动也处于相对停滞之中。

给宝宝一个幸福的童年，就应还原宝宝活泼好动的天性。

（二）教爸爸妈妈一招

1.海姆立克急救法（婴幼儿版）

当孩子的呼吸道被异物卡住时，家长一定要镇定，一边打120急救电话，一边要抓紧时间进行自救。下面为家长们介绍用于婴幼儿的海姆立克急救法：

将婴儿脸朝下放在家长的前臂上，用另一只手的手掌根部，在婴儿背部两肩胛骨之间轻柔拍打五次。

若异物未清除，让婴儿头朝下仰躺在家长的大腿上，用食指和中指迅速轻柔地向里、向上挤压胸部，反复至异物排出。

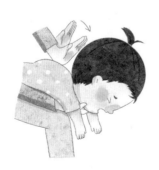

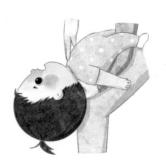

2. 帮助 1 岁前的宝宝学习语言的几种方式

• 家长可以准备优质的发声玩具或能发出滴答、叮咚声的物体，每天和宝宝一起玩耍，让其听不同的声音，提高听觉的敏感性。

• 在宝宝情绪好时，家长可从不同的方向叫宝宝的名字，开始可让宝宝看到自己，慢慢过渡到只用声音逗引他，让他可以跟踪声音。

• 每天让宝宝听一段悦耳的音乐或儿童歌曲，家长轻柔地抱着宝宝或拉着他的手，跟随音乐"跳舞"。

• 结合家庭的日常生活，帮助宝宝建立语言和自身行动之间的有机联系。如示范摆手时，说"再见"；穿衣时，讲述穿衣的过程，让宝宝配合成人的动作，如"伸出手""抬起脚"等；成人尽量对宝宝多说话，即使他们一时听不懂也没关系，宝宝在多次接触同一动作的基础上，就能把动作和词义联系起来。

• 帮助宝宝建立外界事物形象和词之间的联系，如一边带着宝宝接触周围环境中的人和物体，一边对宝宝说"这是爸爸""这是灯"等。久而久之，当说出人和物的名称时，宝宝就会用手指或用眼看向相应的人和物。

• 多用宝宝的原始发音与宝宝说话，如"噢呜""嗯咕"等，这些最能引起宝宝的共鸣与反应，也是很好地反复强化发音的练习。父母面对面地模仿宝宝的语音，宝宝在听到父母的声音时，会注意看父母的嘴巴，能及时地对自己的发音进行调控，并开始跟着父母模仿发音，渐渐促进父母与宝宝之间的语音交流。

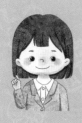

五、宝宝成长档案

下面是 11 月龄宝宝的生长发育指标和心理发展指标，请家长认真读一读，并仔细测量孩子的各项发育指标，观察孩子的行为表现，记录在表格右侧，以帮助你了解孩子的发育是否在正常范围。

如果孩子的发育情况与下列指标有些出入，也不要着急，因为孩子的发育受多种因素影响，有明显的个体差异。

第11个月 婴儿的生长发育指标

发育指标	11 月龄平均标准		记录
	男孩	女孩	
身高 / 厘米	75.5	74.0	
体重 / 千克	9.8	9.2	
头围 / 厘米	45.8	44.8	
胸围 / 厘米	45.4	44.3	
前囟	继续缩小		
乳牙	已长齐两颗下颌中切牙和两颗上颌中切牙，共 4 颗，个别长出 1～2 颗侧切牙		
睡眠 /（小时 / 天）	12～14		
大便 /（次 / 天）	1～2		

第11个月 婴儿的心理发展指标

分类	项目	指标	记录
动作	站稳	能独站10秒以上	__月__日
	圆周式转身	坐着时，可圆周式地转身	__月__日
	牵手走路	大人牵一只手能走	__月__日
	自由伸展	有大人拉着时，会弯腰捡地上的东西，或自己扶着家具蹲下去捡东西	__月__日
	手眼协调	能有意识地将手里的小玩具放到容器中，但动作稍显笨拙	__月__日
认知	听懂指令	能理解大人的一些简单指令	__月__日
		能按指令指认物体、做动作，如指出眼睛、鼻子等一些身体部位	__月__日
	打开纸包	用一张纸包裹一个小球，能主动打开并找到小球	__月__日
	注视图画	开始对书中简单的图感兴趣	__月__日
	有意识扔东西	会故意把东西扔掉，大人捡起后又扔掉	__月__日
	模仿大人	能模仿的动作增加，如模仿大人敲出简单的节奏	__月__日
		会辨认事物的特质，如"喵"表示猫	__月__日
语言	说单字	能咿咿呀呀地说话，开始说单字，如"走""拿""水"等	__月__日
情感与社会性	随音乐或儿歌做动作	喜欢听儿歌、听故事，喜欢有节奏的音乐，能和着音乐的节奏摆动身体、点头拍手	__月__日
	交际行为	喜欢和父母一起玩游戏，在游戏中总是寻求赞赏，避免被责备，懂得"不"，拒绝强迫性的教导	__月__日
		能把手中的东西给别人	__月__日
生活自理	独自用手	能独自用手拿食物吃	__月__日
	配合穿衣	能伸手、伸脚配合穿衣	__月__日
	蹬掉鞋	上床前能用脚蹬掉鞋	__月__日

宝宝成长日记

● 在这里记下宝宝的成长故事：

贴上
宝宝的照片

关键期关键养育

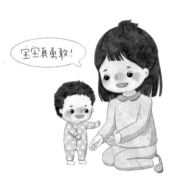

宝宝真勇敢！

Chapter **12**

第 12 个月

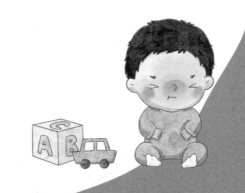

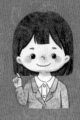

一、第 12 个月婴儿的发展特点

(一) 生长发育特点

1. 身高和体重

第 12 个月男孩的平均身高约为 76.7 厘米，女孩的平均身高约为 75.2 厘米。这一时期男孩的平均体重约为 10.1 千克，女孩的平均体重约为 9.4 千克。

发育指标	男孩	女孩
平均身高 / 厘米	76.7	75.2
平均体重 / 千克	10.1	9.4

2. 头围和胸围

第 12 个月男孩平均头围约为 46.1 厘米，女孩的平均头围约为 45.1 厘米。这一时期男孩平均胸围约为 46.4 厘米，女孩的平均胸围约为 45.3 厘米。

发育指标	男孩	女孩
平均头围 / 厘米	46.1	45.1
平均胸围 / 厘米	46.4	45.3

3. 前囟

继续缩小，有的已接近闭合（一般到 12 ~ 18 个月大时即完全闭合）。

4. 牙齿

绝大部分婴儿已长齐两颗下颌中切牙和两颗上颌中切牙，个别开始长出 1 ~ 2 颗下颌侧切牙，共 6 ~ 8 颗。

（二）心理发展特点

第 12 个月是宝宝智能发育的关键阶段，也是乳儿期的最后一个月，宝宝的独立性进一步增强，为即将到来的人生第二年做准备。

12 个月大的宝宝行为模式出现了质的飞跃，其独立意识和独立能力不断增强。当我们放松支撑宝宝的双手，他能独自站立 10 秒钟以上；大人轻轻地拉着宝宝的一只手，宝宝就能协调地移动双腿向前走，有的宝宝甚至能独立走几步了。一周岁的宝宝开始厌烦家长喂饭了，总想自己拿着食物吃，但还用不好勺子。他对别人的帮助很不满意，有时还大哭大闹以示反抗。他会试着自己穿衣服，拿起袜子知道往脚上穿，拿起手表知道往手上戴。给他一根香蕉，他也要拿着自己剥皮，这些都说明宝宝的独立意识在增强。在手部动作发育方面，小宝宝已经能像大人一样用拇指和食指（或中指）的指端捏住小球往瓶里投了，但不一定能成功；甚至能握着笔在纸上画线了。

直立行走使宝宝的视野豁然开阔，认识事物的范围不断扩大。宝宝已认识三到四处身体部位，认识几种动物，会随儿歌做表演动作。

在语言理解与表达方面，12 个月大的宝宝能完成大人提出的简单要求，穿衣服知道配合，当家长说"小手"，他会把手伸向袖口，说"小脚"，宝宝会把腿伸直。家长向宝宝要东西时，他能主动给，会松手把东西放在大人手中。还会故意把玩具扔在地上，希望爸爸妈妈能帮他拣起来，可当爸爸妈妈拣起玩具递给他时，他会调皮地又一次扔出去，当游戏玩。12个月大的宝宝不但会说"爸爸""妈妈""奶奶""娃娃"等，还会使用一些单音节动词，如"拿""给""掉""打""抱"等。发音还不太准确，常常说一些让人莫名其妙的语言，或用一些手势和姿态来表达意思。见到爸爸妈妈时，会兴高采烈地主动喊"爸爸""妈妈"。当家长问"灯在哪里""皮球在哪里"时，小宝宝会用目光找或用手指，以表明他认识这些东西。

本月的培养重点仍然在训练独站和行走能力，引导说话，增强对语言的理解能力，培养认知和社交能力。

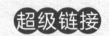
超级链接

你是"直升机式家长"吗？

"直升机式育儿"是指一些父母过于密切地关注孩子的生活，甚至掌握孩子的经历和知识。有人可能会说这样做能让孩子安全成长，但不让孩子亲自体验生活会有许多不良后果。"直升机式家长"有两种表现，看看你自己是否符合。一是替孩子做重要决定，而非让孩子去尝试；二是包办孩子的一切事务，孩子的生活技能和交往技能得不到锻炼。"直升机式家长"往往会导致孩子有更高水平的抑郁和焦虑、自尊感不足等，甚至长大后会怨恨父母。

因此，请家长让宝宝用自己的方式探索世界，放开捆绑孩子的双手。

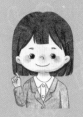

二、第 12 个月婴儿的养育指南

（一）第 12 个月婴儿的育儿要点

- 断奶后为宝宝提供合理的膳食，保证营养均衡。
- 时刻注意学步期的宝宝，保障安全。
- 帮助宝宝养成良好的排便习惯。
- 根据宝宝发育情况，适时添加微量元素。
- 月末带宝宝进行常规检查，并进行疫苗接种。
- 涂涂抹抹，认红色。
- 竖起手指表示"1"。
- 听指令拿 2 ~ 3 种东西。
- 用点头、摇头表示意见。
- 当心病从口入。

（二）营养与喂养

1. 婴儿的营养要求

营养素是生长发育的物质基础，处于生长时期的婴儿，需要比成人更多的营养素。营养素缺乏，不仅会造成体重不增、体态矮小，还会导致儿童智力低下。营养素主要靠从食物中摄取，为了让婴儿正常生长发育，就必须摄入全面、平衡的营养素。蛋白质、脂肪与碳水化合物供应量的比例要保持1：1.5：4，不可失调。婴儿断奶后，在适应消化能力的前提下，膳食构成应做到数量充足、质量高、品种多、营养全。

2. 宝宝膳食的合理烹调

保证婴儿获得足够的热量和各种营养素，就要在照顾到婴儿进食和消化能力的前提下，在食物烹调上下功夫。食物的外型要美观，花样要翻新，气味要诱人，要让孩子感到好奇、喜爱。例如，一个外形做得像一只小兔子的糖包就比一个普通的糖包更能引起宝宝的食欲。

第12个月应选择易消化的家常食物，质地要适宜，可少量添加盐与油，进食的时间与家人一致；主食可选择软饭、烂面条、米粥、小馄饨等；肉和菜要切碎，鱼、鸡、鸭要去骨、去刺，切碎后再食用；瓜果类均应去皮、去核，蔬菜水果的种类要多样（前提是宝宝不过敏）。

烹调要讲科学。蔬菜要新鲜，做到先洗后切、急火快炒，以避免维生素C的流失；蒸或焖的米饭要比捞饭少损失蛋白质；熬粥时放碱，会破坏食物中的水溶性维生素；油炸会大量破坏食物内含的维生素B_1及B_2；肉汤中含有脂溶性维生素，既吃肉又喝汤，才会获得肉食的各种营养素。此外，不新鲜的瓜果和陈旧发霉的谷类，在小儿膳食中应是绝对禁止的。

六大营养素的主要功能来源

食品	量	次数	可替代的食品
奶类	约600毫升	分两次	
米面类	2～3碗，约100克	分三次	稠粥、烂面条、麦片、薯类
油类	5克	—	色拉油、人造黄油

食品	量	次数	可替代的食品
鸡蛋	1 个	—	鹌鹑蛋 4 个
鱼类	30 克	—	—
豆类	50 ～ 60 克	—	—
肉类	30 克	—	猪、牛、羊、鸡、鸭等
水果	50 ～ 100 克	—	应季水果
蔬菜	150 克	—	应季蔬菜

3. 食品小制作

①将 1/2 个鸡蛋调匀后，放平锅内摊成薄片。

②将切碎的胡萝卜、葱头各 2 勺用油炒软，加入番茄酱 2 勺、软米饭 1 小碗拌匀。

③将混合后的米饭平摊在蛋皮上，卷成卷，再切成段即成。

①将鸡蛋磕破，取鸡蛋清与面粉和成稍硬的面团，揉匀后擀成薄片，切成黄豆粒大小的丁备用。

②虾仁切成小丁，菠菜洗净，用水烫一下切碎。

③将高汤放入锅内，下入虾仁丁，开后加入面疙瘩煮熟，淋入鸡蛋黄，放入菠菜，滴入香油，加点儿盐，盛入小碗内即可喂食。

4. 1 岁内宝宝的食物禁忌

以下是不宜给宝宝添加或只能少量添加的食物：

（1）**蜂蜜**。虽然属于天然食品，但因无法消毒，其中可能含有肉毒杆菌，会引起宝宝严重的腹泻或便秘，不适合给 1 岁以下的宝宝食用。

（2）**矿泉水、纯净水**。宝宝消化系统发育尚不完全，过滤功能差，矿泉水中矿物质含量过高，容易造成渗透压增高，增加宝宝肾脏负担。最适合宝宝喝的水应该是凉白开，其他饮用水最好不要给孩子喝。

（3）**功能饮料**。所有添加了营养成分的饮料都可以称为功能饮料，如具有抗氧化作用的绿茶饮料；富含维生素、胡萝卜素，具有助消化、增体能作用的果蔬饮料；提供能量和蛋白质的植物蛋白饮料，如杏仁露；添加了维生素、矿物质，能提高人体抗疲劳能力的饮料等。

功能饮料中大都富含电解质。过多的电解质会导致宝宝的肝、肾及心脏承受不了，增加宝宝患高血压、心律不齐的概率，或者使肝、肾功能受到损害。

（4）**含有大量草酸的蔬菜**。菠菜、韭菜、苋菜等蔬菜含有的大量草酸，在人体内不易被吸收，并且会影响食物中钙的吸收。如果非要给宝宝喂食，可以先焯水再烹调。

（三）卫生与保健

1. 养成良好的排便习惯

宝宝在断奶吃饭后，每日大便 1 ~ 2 次，这时家长更应重视宝宝的排便，使宝宝养成良好的排便习惯。

家长应细心观察宝宝大小便的时间，掌握规律，最好每天在固定的时间进行排便。

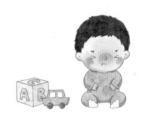

要注意宝宝的情绪变化。如果发现宝宝排便前出现凝视、不动、脸发红等情况，应立刻让宝宝坐盆。

在宝宝排便时，可发出"嘘嘘"或"嗯嗯"的声音，促使宝宝大便或小便。

每次坐盆时间不宜太长，坐盆时要使宝宝专心致志，不能用玩具分散精力，更不能养成坐盆时吃饭、吃零食、喝水的坏习惯。

宝宝能有意识地控制大小便需到1岁后或1.5 ~ 2岁，因此不能训斥宝宝，应该耐心坚持下去。

2.乳牙萌出过晚怎么办

大多数宝宝在生后4 ~ 6个月开始出牙，但通常1岁内长牙都属于正常情况。婴儿出牙的早晚主要取决于两种因素：其一，遗传。每个人的出牙时间很大程度上受遗传因素的影响，爸爸、妈妈出牙晚，宝宝也基本上相同。其二，体内钙的含量。如果婴儿缺钙，会延长牙的萌出时间。患佝偻病的宝宝常会因为缺乏维生素 D 而导致钙摄入下降，不仅出牙晚，而且长出的牙钙化差，今后容易患龋齿。

- 妈妈在怀孕期就要注意补钙。
- 要及时为宝宝补充维生素 D，多晒太阳，防止宝宝患佝偻病。
- 婴儿在补维生素 D 的同时，应适当补充钙剂。
- 出牙晚并不一定就是缺钙，不要盲目地大量补钙。可以吃些烤干的面包，或买些磨牙饼干。

（四）预防疾病

锌缺乏症

锌是人体内的一种微量元素，在人体内的功能非常重要。宝宝一旦缺锌，将明显影响生长发育，表现为食欲下降、身高体重低于同龄宝宝等。

预防锌缺乏症，应从饮食入手。锌通常在海产品中含量最丰富，另外，猪肝、蛋类、花生、核桃、豆芽等锌含量也较为丰富。平时注意让宝宝多吃这些食物，养成不挑食、不偏食的好习惯。

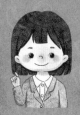

三、第 12 个月婴儿的学习与教育指南

（一）动作学习与教育

1. 牵手走

●**目的**：训练宝宝走的能力。

在平坦的地面上，家长两手分别抓住木棍的两端，让宝宝双手抓住棍子的中间部位，家长一步步后退，让宝宝练习迈步向前走，边退边用语言激励宝宝："宝宝走得好，宝宝真能干。"练习时不但可以走直线，也可以拐弯。还可让宝宝推着童车慢慢向前走，家长在一边保护。

2. 蹦蹦又跳跳

●**目的**：训练宝宝控制身体的平衡能力，培养勇敢、坚强的品格。

让宝宝双手扶床沿或沙发站稳，家长喊着"一二、一二"的口令，做双脚轻轻跳的动作，然后让宝宝借助双手的支撑力量，模仿着踮动两脚，家长要鼓励并继续喊口令。反复几次后，一喊口令，宝宝就会随声踮动双脚。

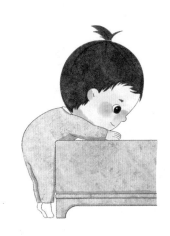

3. 给小瓶子戴帽子

● **目的**：培养宝宝做事情的专注力，并锻炼宝宝手部的精细动作。

日常生活中，有许多漂亮的小瓶子都可以成为宝宝很好的玩具。家长可以先把瓶盖取下来，把大小不一的瓶子和瓶盖放在一起，让宝宝给小瓶子戴上与之相配的"帽子"。宝宝在玩的过程中，或许一时找不到合适的"帽子"，这时，家长要注意让宝宝自己去找、自己去尝试，直至找到合适的瓶盖。

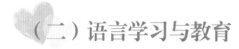

（二）语言学习与教育

1. 以（语）音表意

● **目的**：丰富宝宝的词汇，促进早期言语发生。

宝宝能有意识地叫"爸爸""妈妈"以后，还要引导他有意识地发出一个个字音，来表示特定的动作或意思，如"抱""走""拿""要"等，从而表达自己的愿望，与成人进行简单的对话。宝宝说出来，就要给予表扬。切不可宝宝一抬手，就把索要物递给他，这样他就会停留在动作语言期而不开口说话，导致语言发展滞后。

2. 请你跟我这样做

● **目的**：锻炼宝宝全身的肌肉，增强动作的协调性和模仿能力，增进亲子间的情感。

爸爸妈妈一边说"请你跟我这样做"，一边做出各种各样的动作，让宝宝跟着一起做。

小鸟飞

双臂侧平举，上下摆动，原地小步跑。

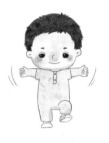

小兔跳

两手放在头两侧（模仿兔子耳朵），双脚一步步地向前跳。

马儿跑

双臂前曲，手握拳，原地跑。

划小船

手握两只玩具小桨（软质的），双臂在身体两侧下垂，前后划动。

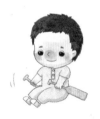

注意：动作要简单易学。

（三）认知学习与教育

1. 红颜色

● **目的**：帮助宝宝感知红色。

拿一个红色的皮球，告诉宝宝"这是红的"，下次再说"红色"，他会毫不犹豫地指向皮球。再告诉他西红柿也是红的，宝宝会睁大眼睛表示怀疑，这时可再取 2 ~ 3 个红色玩具放在一起，肯定地说："红色。"颜色是较抽象的概念，要花时间让宝宝慢慢理解。学会第一种颜色通常需要 3 ~ 4 个月。颜色要慢慢认，千万别着急，千万不要同时让宝宝学认两种颜色，否则容易混淆。

2. 玩玩具

● **目的**：提高宝宝的感知能力，帮助宝宝理解物体之间的关系。

给宝宝提供不同质地的玩具，如布的、塑料的、纸的、麻的、木制的等，使宝宝对拿在手里的玩具产生各种感觉，如布娃娃是软的，塑料球是硬的，长毛狗有蓬松的毛，橡皮玩具有弹性，玩具汽车的车身表面光滑、车底凹凸不平。一种感觉和另一种感觉不同，不同的感觉越多，宝宝对周围世界的兴趣就越浓。

当婴儿用一根棒子推动小圆盒滚动，他会看到滚动时物体与物体之间的关系。在此基础上，把球放在他能看到但摸不到的地方，给他一根棒子，训练用棒够东西的能力。

3. 猜猜在哪只手里

● **目的**：培养宝宝的记忆力，激发其对游戏的兴趣。

取一个能藏在手里的小东西，如糖块，先让宝宝看一下，并告诉他是什么。然后一只手拿着小东西，两只手同时藏在身后，将两手握拳伸至宝宝面前，问宝宝："在哪只手里？"每次都把东西藏在同一只手里，直

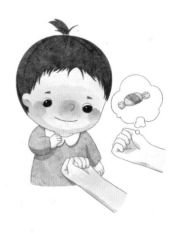

到宝宝能正确指出东西在哪只手里为止。要对宝宝的表现给予表扬。

（四）情绪和社会交往的学习与教育

1. 用动作表达愿望

● **目的**：培养宝宝正确理解他人发出的信息，并做出正确应答。

将玩具和食物放在小宝宝面前，训练他用"点头"表示同意，用"摇头"表示不同意。先让他点头表示同意，然后再把玩具或食物给他。如果宝宝摇头，就将食物或玩具拿走。

2. 平行游戏

● **目的**：培养宝宝在共同游戏中和睦相处，模仿学习，分享快乐。

让小宝宝和邻居的同龄小伙伴玩，可给他们同样的玩具，在互相看得见的地方各玩各的。如果玩具不同，就会互相抢夺。互相看得见就会引起模仿，而且小伙伴在旁边，还会有表情和动作及表达意义的声音呼应，使宝宝感受有同伴的快乐。人际关系中的互相帮助和分享的概念也会由此而建立。

（五）生活自理能力培养

1. 脱帽和戴帽

● **目的**：锻炼宝宝的手部动作，熟悉生活常识。

宝宝的动作并不精细，半圆形的帽子可以戴好，毛绒帽子就不会拉正，需大人帮助。

准备一顶稍硬的布帽子，不要太大，要能较容易地戴在宝宝的头上。先让宝宝看着你将帽子戴在头上，然后再摘下来。示范之后让宝宝自己戴帽子，必要的话可以协助他。边戴边告诉宝宝应如何戴帽子，直到宝宝能自己戴上和摘下帽子为止。

将帽子戴在你的头上，让宝宝将帽子从你头上摘下，再戴到他自己头上，重复做几遍，直到宝宝能够较容易地将帽子带上为止。

2. 上桌子和大人一起吃饭

● **目的**：培养宝宝的手的灵活性，掌握生活技能。

宝宝出生后 12 个月左右，父母就可以让宝宝与大人坐在餐桌边同时进餐了，同大人一起吃饭，会使宝宝感到快乐。

这时宝宝总想自己动手，因此可以手把手地训练宝宝自己吃饭，不能包办代替，只能帮助。父母要鼓励宝宝自己用餐具，对于宝宝能拿的食物，父母应让他自己拿着吃，喝水时尽量用杯子。即使吃得不顺利也不要紧，铺上一张塑料布，多让宝宝练习。父母在进餐时要尽量保持安静，不要让宝宝边吃边玩，否则容易分散宝宝的注意力，影响他的食欲。无论宝宝吃或不吃，过了 20 ~ 30 分钟就不要再喂他了。

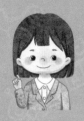

四、给爸爸妈妈的建议

（一）第12个月婴儿的教养建议

不识字该如何"看书"

不识字的宝宝能"看书"吗？你一定以为那是宝宝上学以后的事情。其实不然，只要宝宝耳聪目明，谁说看图画书不是"看书"，听妈妈讲故事不是阅读呢？0～1岁的宝宝可以这样"看书"：

（1）1个月。选用黑白画面的图片，在距宝宝20厘米处引逗，每天3～4次，以训练视力。

（2）2个月。宝宝的最远视力为15～30厘米，逐渐能看清活动的物体和大人的笑脸。在家中墙上挂上动植物、交通工具等挂图，家长指着画面告诉宝宝"这是苹果""这是猫"，使声音和画面通过听觉和视觉神经反应到大脑细胞里储存起来。

（3）3个月。宝宝已能"咿呀"发音，眼睛能跟着手动，这个时期家长可以指着挂图，发出清晰的声音，告诉宝宝物体的名称，训练其发音、看物。

（4）4个月。宝宝的眼睛已能看4～5米远，辨色能力已较强，渐渐喜欢盯着黄色、红色、黑色、白色的东西看。家长可以拿一本有简单儿歌的书，一边有节奏地念，一边把插图指给宝宝看。

（5）5～6个月。宝宝能集中注意力倾听音乐，能区分爸爸妈妈的声音，可以自己拿着画有动物、植物等的卡片看。

（6）**6个月以后**。这阶段的宝宝已经相当活跃了，对色彩、声音十分敏感，喜欢触摸，这时父母可以考虑为宝宝选择一些色彩鲜艳、能发出声音、图案可爱、不易撕坏的布书。宝宝可以参与式地进行"读书"活动，随意捏一捏、按一按、拉一拉、摸一摸、听一听、看一看，从中了解一些动物的名称，学学它们的叫声，感受不同质地的材料（光滑的、毛糙的、有弹性的等）。

最重要的是，把宝宝抱在怀里，和他一起看书，用悦耳柔和的声音为孩子讲讲画面上的内容，鼓励宝宝大胆地动手去感知、去触摸，比如："这是一只小狗，小狗会汪汪叫，我们一起来摸摸它的耳朵，摸摸它身上的毛，哎呀，真软啊！"宝宝会非常喜欢依偎在大人身上、听大人讲，喜欢和大人一起看书，从小养成对阅读的兴趣。

（二）教爸爸妈妈一招

宝宝学步"四步曲"

宝宝能独立迈步，说明已学会变换身体重心，这是儿童发展的重要阶段。为使宝宝顺利学会走路，可采取以下"四步曲"：

（1）**一是教宝宝学坐下**。宝宝从卧位到立位，已有一些转变重心的尝试。当爬行熟练时，他会爬到各类家具的边沿以便扶着站立。宝宝最初扶物站立时，可能还不会坐下，应教他如何低头弯腰然后坐下。办法是把玩具放在近脚一侧的地面上引诱，让他低头弯腰去抓，即使是一只手抓住家具的扶手蹲下，另一只手伸出去抓玩具，也是进步。当宝宝懂得低头弯腰去抓玩具后，接下来就会懂得不依靠家具扶持，再接下去就能靠自己的力量站立和坐下。

（2）**二是教宝宝学下床**。教宝宝从低矮的床上爬下来，办法是告诉他后退爬到床边停止，然后抓住他的脚，让他慢慢地挪动下床，直到脚着地并能站立。反复练习，他就会掌握下床的方法。

（3）**三是扶宝宝向前迈步**。大人可以站在宝宝的后方扶住其腋下，或在前面挽着他的双手向前迈步，练习走。

（4）**四是宝宝独自走**。婴儿拉着大人的手走，跟自己独立走完全不同，即使拉着大人的手走得很好，也只能用于练习迈步。时机成熟时，设法创造一个引导宝宝独立迈步的环境，如让他靠墙站好，大人退后两步，伸开双手鼓励，叫他"走过来找妈妈（或爸爸）"。当小宝宝第一次迈步时，大人需要向前迎一下，以免他第一次尝试就摔倒，产生恐惧心理。等他体会到走路的愉快之后，就会大胆迈步了，用不了多长时间，就能学会走路了。

宝宝学步的注意事项：

婴儿开始学步时，鞋子要舒适、合脚；若学步在冬季，衣服不要穿得太多、太厚，否则行动起来很不方便；每次学步前让宝宝排尿，撤掉尿布，以减轻下半身的负担；宝宝学步的地方要平坦，四周的环境要安全，要把有棱角的东西都拿开；每天练习时间不宜过长，30分钟左右就可以了。

学走路

小袋鼠，不怕羞，

每天妈妈抱着走，

小宝宝，真勇敢，

爱走路，不怕摔，

一二一二迈大步。

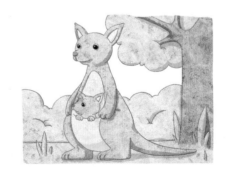

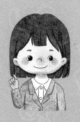

五、宝宝成长档案

下面是 12 月龄宝宝的生长发育指标和心理发展指标，请家长认真读一读，并仔细测量孩子的各项发育指标，观察孩子的行为表现，记录在表格右侧，以帮助你了解孩子的发育是否在正常范围。

第12个月 婴儿的生长发育指标

发育指标	12 月龄平均标准		记录
	男孩	女孩	
身高 / 厘米	76.7	75.2	
体重 / 千克	10.1	9.4	
头围 / 厘米	46.1	45.1	
胸围 / 厘米	46.4	45.3	
前囟	继续缩小，已接近闭合（一般 12 ~ 18 月完全闭合）		
乳牙	已长齐两颗下颌中切牙和两颗上颌中切牙，共 4 颗，个别长出 1 ~ 2 颗下颌侧切牙		

第12个月 婴儿的心理发展指标

分类	项目	指标	记录
动作	独走	可以独自行走2～3步	__月__日
	蹲起	能独自蹲下后站起	__月__日
	用手	可以自己独立翻书	__月__日
感知觉	认身体部位	可以用手指指出身体其他部位	__月__日
	竖食指	会竖起食指表示"1"	__月__日
	挥手表示再见	会用手势和语音表达含义，如挥手表示再见	__月__日
	听指令	能完成大人提出的简单要求和任务，不做成人不喜欢或禁止的事	__月__日
语言能力	理解	有记忆力，可以听懂大人说的简单句子	__月__日
	表达	会有意识地叫"爸爸""妈妈"；会说一些单音字，如"嗨"；会含含糊糊地交谈	__月__日
情感与社会性	感兴趣	开始对其他小朋友感兴趣，愿意与小朋友接近、游戏	__月__日
生活自理	戴帽子	掌握戴帽子和摘帽子的能力	__月__日
	用勺	可以用勺子吃饭，能把饭送到嘴里	__月__日

如果孩子的发育情况与上述指标有些出入，也不要着急，因为孩子的发育受多种因素影响，有明显的个体差异。如果孩子出现还没有长牙、不会模仿简单的声音、不能根据简单的口令做动作、不能自己拿奶瓶喝水或奶、当快速移动的物体靠近眼睛时不会眨眼等现象，就需要及时就医，查明原因，采取措施。

宝宝成长日记

● 在这里记下宝宝的成长故事：

贴上
宝宝的照片

后　记

中国有句老话，"三岁看大，七岁看老"，说明了婴幼儿早期教养与发展的重要性。根据国家卫生健康委数据统计，我国现有约 3000 万名 3 岁以下婴幼儿。培养一个健康、快乐、全面发展的孩子，不仅是每个家庭的深切期望，更关系到国家和民族的未来。近年来，国家高度重视对婴幼儿的教养，2019 年，国务院办公厅颁布了《关于促进 3 岁以下婴幼儿照护服务发展的指导意见》，确定了"家庭为主，托育补充"的基本原则，明确了"家庭对婴幼儿照护负主体责任"，"发展婴幼儿照护服务的重点是为家庭提供科学养育指导"。随后，国家卫生健康委出台了《托育机构保育指导大纲（试行）》，从营养与喂养、睡眠、生活与卫生习惯、动作、语言、认知、情感与社会性等 7 个方面，分别提出了婴幼儿照护的目标、保育要点和指导建议。因此，将科学育儿的理念与方法传递到婴幼儿家庭，提升家庭育儿质量，正是本丛书编写的目的所在。

本丛书的框架结构由郑名设计。郑名、田淼、王小娟、孙白茹分别撰写了三个分册的"婴幼儿的身心特点和发展任务"部分。《0～1 岁》中"养育指南""学习与教育指南""给爸爸妈妈的建议"部分，具体撰写明细如下：杨燕（1～2 月）、孙白茹（3～4 月）、马婷（5～6 月）、王小娟（7～9 月）、朱茜阳（10～12 月）。《1～2 岁》中"养育指南""学习与教育指南""给爸爸妈妈的建议"部分，具体撰写明细如下：徐其红（1～3 月）、田淼（4～6

月）、马婷（7～9月）、孙白茹(10～12月)。《2～3岁》中"养育指南""学习与教育指南""给爸爸妈妈的建议"部分，具体撰写明细如下：郑名（1～3月）、杨燕（4～6月）、左彩霞（7～9月）、马婷（10～12月）。全书"超级链接"板块由马苗、武艳敏撰写。全书"营养与喂养""卫生与保健""预防疾病"等部分，由张晓灵负责审定。丛书由郑名统稿。

本书在编写过程中，参考并引用了许多相关的论著和文献资料，吸收了国内外许多同行的研究成果，在此一并致谢。本书的编写得到了西北师范大学教育科学学院和北京理工大学出版社的高度重视与大力支持。在本书的编写中，秦庆瑞老师给予了许多宝贵的建议，他细致的工作作风和追求卓越的态度，给我们留下了深刻的影响。

由于作者水平有限，本丛书难免存在着疏漏和不足之处，我们真诚地欢迎各位专家、同行和广大读者指正与批评，以便以后修订完善。

郑名

2025年1月于金城兰州

参考文献

[1] 季成叶，李松．儿童保健学 [M]．北京：北京医科大学出版社，2000．

[2] 叶广俊，渠川琰，戴耀华．儿童少年卫生与妇幼保健学 [M]．北京：化学工业出版社，2004．

[3] 蔡忆宁．0～3岁婴幼儿养育顾问 [M]．南京：东南大学出版社，2001．

[4] 李美筠．儿童营养学 [M]．北京：教育科学出版，1987．

[5] 滕忠萍，陈金菊，艾桃桃．学前儿童生理与卫生保健 [M]．北京：清华大学出版社，2019．

[6] 雷默·拉尔戈．雷默博士育儿书 [M]．北京：中国商业出版社，2003．

[7] 伯顿·L.怀特．从出生到3岁——婴幼儿能力发展与早期教育 [M]．北京：北京联合出版公司，2016．

[8] 鲍秀兰．0～3岁儿童最佳的人生开端 [M]．北京：中国妇女出版社．2019．

[9] 钱文．0～3岁儿童社会性发展与教育 [M]．上海：华东师范大学出版社，2014．

[10] 唐娜·威特默，桑德拉·彼得森，玛格丽特·帕克特．儿童心理学：0～8岁儿童成长 [M]．6版．北京：机械工业出版社，2015．

[11] David R.Shaffe，Katherine Kipp．发展心理学 [M]．北京：中国轻工业出版社，2019．

[12] 陈帼眉．学前心理学 [M]．2版．北京：人民教育出版社，2015．

[13] 李芳．科学育儿速查全书：0～3岁宝宝成长问题全搜罗 [M]．昆明：云南人民出版社，2011．

[14] 翁治清，杨淼，张俞．早教基础与实务 [M]．北京：清华大学出版社，2019．

[15] 李晓东．发展心理学：[M]．南京：北京大学出版社，2013．

[16] 尹坚勤，张元．0～3岁婴幼儿教养手册 [M]．北京：南京师范大学出版社，2008．

[17] 费里芳．关注孩子的需要：0～3岁，关键期实用育儿法 [M]．北京：中国妇女出版社，2018．

[18] 上海市教育委员会．上海市0～3岁婴幼儿教养方案 [EB/OL]．http：//edu．sh．gov．cn/web/xxgk/rows_content_view．html?article_

code=402022008002，2008.

[19] 孙丽蕴．勤换尿不湿，躲开宝宝"红屁股" [J]. 中医健康养生，2020，6(04).

[20] 中国优生科学协会学术部．0～3岁婴幼儿养育大百科 [M]. 吉林：吉林科学技术出版社，2016.

[21] 张明红．0～3岁婴幼儿语言发展与教育 [M]. 上海：华东师范大学出版社，2018.

[22] 朱梅林．静待花开：家庭教育指导用书 [M]. 北京：知识产权出版社，2019.

[23] 岳贤伦．抓住孩子成长的8大关键期：0～3岁教育方案 [M]. 北京：北京工业大学出版社，2009.

[24] 特雷西•卡其娄．0到5岁：大脑发育关键期的70条养育法则 [M]. 北京：北京联合出版公司，2016.

[25] 中华人民共和国教育部，联合国儿童基金会．0～6岁儿童发展的里程碑 [EB/OL]. https://www.unicef.cn/reports/developmental-milestone-children-0-6-years，2011.

[26] 李晓玫．1～36个月婴幼儿亲子活动家长指导手册 [M]. 大连：辽宁师范大学出版社，2018.

[27] 左志宏．0～3岁婴幼儿认知发展与教育 [M]. 上海：华东师范大学出版社，2020.

[28] 家庭中医药杂志编辑部．好父母胜过好医生 [M]. 北京：中国友谊出版公司，2009.

[29] 玛丽亚•蒙台梭利．蒙台梭利早教方案 [M]. 北京：北京理工大学出版社，2013.

[30] 刘馨，万钫．幼儿卫生保育教程 [M]. 北京：北京师范大学出版社，2017.

[31] 王东红，王洁．学前儿童卫生保健 [M].2版．北京：高等教育出版社，2020.

[32] 陈宝英孕产育儿研究中心．新生儿婴儿护理百科全书 [M]. 北京：中国人口出版社，2018.

[33] 高振敏．0～1岁聪明宝宝左脑右脑大开发 [M]. 重庆：重庆出版社，2009.

[34] 国家卫生健康委员会．7岁以下儿童生长标准：WS/T 423—2022[S]. 北京：中国标准出版社，2022.